荣誉主编◎牛恩喜 张玉才　　技术顾问◎崔　彦 蔡艺灵

U0325693

破译体检中的健康密码

主　编◎贾海英 贾付坤 张 莉
副主编◎伍景亮 冀志光

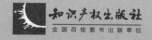

知识产权出版社
全国百佳图书出版单位

内容提要

本书对健康体检中检前、检中、检后涉及的医学知识进行了系统介绍。主要内容包括体检前的准备工作、体检中的注意事项、各体检项目的介绍、体检报告的解读及体检中常见疾病的防治等。为了帮助读者更好地阅读和理解，本书采取问答的形式，语言上也尽可能避免艰涩难懂的专业术语，而用通俗易懂的语言来表达。可为广大读者的健康体检提供帮助，并可作为健康体检机构或健康管理机构医务工作者的参考用书。

责任编辑：杨晓红

图书在版编目（CIP）数据

破译体检中的健康密码/贾海英，贾付坤，张莉主编.
—北京：知识产权出版社，2013.7
ISBN 978-7-5130-2139-5

Ⅰ．①破…　Ⅱ.①贾…②贾…③张…　Ⅲ.①体格检查—基本知识
Ⅳ.①R194.3

中国版本图书馆 CIP 数据核字（2013）第 156197 号

破译体检中的健康密码

POYI TIJIAN ZHONG DE JIANKANG MIMA

主编：贾海英　贾付坤　张 莉　　　副主编：伍景亮　冀志光

出版发行：知识产权出版社

社　　址：北京市海淀区马甸南村1号		邮　　编：100088	
网　　址：http://www.ipph.cn		邮　　箱：bjb@cnipr.com	
发行电话：010-82000860 转 8104／8102		传　　真：010-82000860	
责编电话：010-82000860 转 8114		责编邮箱：1152436274@QQ.com	
印　　刷：保定市中画美凯印刷有限公司		经　　销：新华书店及相关销售网点	
开　　本：787mm×1092mm　1/16		印　　张：12.5	
版　　次：2013 年 7 月第 1 版		印　　次：2013 年 7 月第 1 次印刷	
字　　数：245 千字		定　　价：32.00 元	

ISBN 978-7-5130-2139-5

第三〇六医院专家出诊人员及时间表

时间 科室	星期一 上午	星期一 下午	星期二 上午	星期二 下午	星期三 上午	星期三 下午	星期四 上午	星期四 下午	星期五 上午	星期五 下午	星期六 上午	星期六 下午	星期日 上午	星期日 下午
心血管内科	王晓非		曹东平		王守力		元鹏		高铁山		彭佑华			
心血管内科	刘彦敏		刘瑛琪		刘利峰		彭佑华	彭佑华						
神经内科	贾京花		蔡艺灵		贾京花		刘丽		杜娟					
消化内科	罗治文		梁淑文		曹艳菊		梁淑文		曹艳菊					
呼吸内科	朱敏立		霍秀青		彭文鸿				王萍					
内分泌科	陆祖谦	陆祖谦	许樟荣	刘彦君	许樟荣	王玉珍	刘彦君	王爱红	王玉珍	王爱红				
内分泌科	王玉珍		刘彦君		王玉珍		王玉珍		陆祖谦					
血液肿瘤科	高云阁				王社论		张瑞萍		周学慧					
血液科			夏鹄				敬华							
肾内科	韦加美		那宇				韦加美							
中医科				张波				郭雁冰	张波					
普通外科	张圭显	张圭显	李学彪	董满库	李成林	杨鹤鸣	张圭显	吉敏	张圭显	孙宏伟				
普通外科	王平		张诗琳		董满库		张宏文		杨鹤鸣					
骨科	马华松		谭荣	谭荣	陈志明	马华松	周雪峰	彭军	彭军	周雪峰	白克文			彭军
骨科	陆明	王蒙	邵水霖	邵水霖	吴继功	陈晓明	白克文	鲍磊	吴继功	王蒙				
骨科	陈志明		陈志明		鲍磊		王蒙		陆明					
神经外科	崔少杰	崔少杰			魏荣贵	魏荣贵								
泌尿外科	刘淳	刘淳	岳明	崔志刚	刘淳	刘淳	岳明	崔志刚	崔志刚					
心胸外科	李鲁	李鲁												
血管外科			曹润武						曹润武					
妇产科	张文颖	张文颖	陆野燕	陆野燕			周玲	周玲	党艳丽	党艳丽				
生殖中心			朱亮		朱亮		薛兆英		朱亮					
儿童保健科	王桂香	王桂香							王桂香		王桂香		王桂香	
儿科			郑成中		安冰		郭红仙							
口腔科	牛忠英		崔三哲		牛忠英		崔三哲		包博					
口腔科	包博		白忠诚		施生根		白忠诚		卢怡					
口腔科	卢怡		李丽雅		白忠诚		李丽雅		白忠诚					
口腔科	白忠诚				李丽雅				李丽雅					
口腔科	李丽雅								党平					
口腔科	党平													
耳鼻喉科	吴玮		王佩林		吴代民		李保卫	王佩林	王鸿南					
眼科	胡莲娜	伍春荣	刘怡	刘怡	伍春荣	赵军	高付林	胡莲娜	仇长宇					
眼科			仇长宇											
皮肤科	吕世超	刘军连	刘军连	吕世超	刘军连	刘军连	吕世超	李斌			吕世超			
理疗科			李茜	李茜	田有粮	田有粮	李茜	李茜	田有粮					
手外科	吴航滨				吴航滨									
烧伤整形科	刘志国				刘志国									
放疗科	王宗烨		申文江				苗延浚	苗延浚						

特需门诊：64843036　　　门诊挂号：66356729 转 2018

体检预约电话：66354536　　　体检网上预约 QQ：63145610 2690714711 1270802646

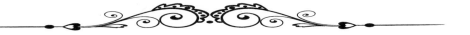

编委会名单

组　　编：中国人民解放军第三〇六医院

　　　　　北京圣康达健康科技发展有限公司

荣誉主编：牛恩喜　张玉才

技术顾问：崔　彦　蔡艺灵

主　　编：贾海英　贾付坤　张　莉

副 主 编：伍景亮　冀志光

编　　委：常李荣　车承华　陈贵祥

　　　　　胡　锋　刘彩虹　孟令军

　　　　　孙丽丽　王楚英　王　珍

　　　　　杨乐冰　杨文生　张豫生

　　　　　赵厚薇　赵　淼

　　　　　（按拼音排序）

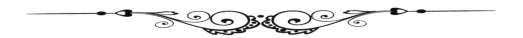

序

  当商界精英、科学家或影视明星中的重量级人物正值盛年却突发"过劳死"的新闻一再见诸报端，当身边的亲人、朋友、同事由于心脑血管疾病等导致的"猝死"事件每每发生，当各种肿瘤的发病率数字不断攀升甚至超过了治疗肿瘤的相关医学技术发展的速度……我们需要反思：生命只有一次，于每个人而言弥足珍贵。当健康不在的时候，财富、事业、家庭、亲情等人们日日追求的目标将成为镜中花水中月。生命需要、更值得每个人去用心呵护！

  关爱生命，从主动关爱健康开始。虽然有无数的医务工作者为"救死扶伤"的事业前仆后继，但是在人类社会经济条件大幅提高、互联网技术飞速发展、全世界信息传播渠道越来越多样化的今天，我们更应该提倡"关口前移"、"预防为主"。不能等到疾病严重到需要医生处理时，才花费大量的财力与时间去治疗，而是应该在疾病的萌芽状态就开始主动关注自己的健康，管理自己的健康。应该积极利用社会发展带给我们的技术条件，实现个人与专业医疗机构或个人与专业健康管理医师的有效沟通，实现日常医学知识的不断补充，实现借助医生的力量帮助自身主动管理健康的目的。

  健康体检正是了解和掌握自己身体健康状况的一种有效方法，是早期发现疾病苗头的有效途径。可喜的是，越来越多的人认识到了体检的重要性。作为健康体检行业的医务工作者，我们希望能为参检者提供系统的知识介绍，帮助读者或参检者了解如何更科学、更合理地完成体检，了解体检中常规检查项目与指标的意义，了解针对体检结果的后续健康管理的重要性。这也是我们编写此书的初衷。本书若能让您切实获得维护健康方面的收益，我们将感到万分荣幸。

此书在编写过程中，得到了解放军第三〇六医院领导与有关医学专家的大力支持，在此表示衷心的感谢。

由于编写时间比较仓促，对于书中存在的问题，希望读者能不吝指出，我们会进一步完善。

2013 年 7 月，北京

编　者

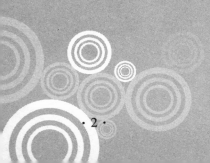
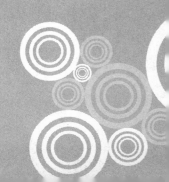

目　录

第三部分　体检中常见病的防治知识

第一部分

体检前应该知晓的常识

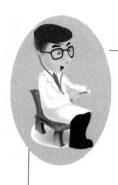

定期体检是否有必要呢？

你知道怎样选择体检中心吗？

你知道体检时间的选择也很重要吗？

你知道如何合理选择健康体检项目吗？

健康体检间隔多久做一次最好呢？

体检前应该注意的事项有哪些？

女性体检前有什么特殊的注意事项吗？

你是否忽视了体检后的资料保存与管理？

1. 定期体检是否有必要呢？

世界卫生组织的数据表明：非传染性疾病是影响世界居民的最大死因，排在前四位的死因分别是心血管疾病、癌症、慢性呼吸系统疾病、糖尿病，更为严重的是，以上慢性非传染性疾病的发病率每年都在上升，每年都使更多的人失去生命。世界卫生组织的研究已经证实，如果导致非传染性疾病的危险因素被消除，大约四分之三的心脏病、脑卒中和 2 型糖尿病以及 40% 的癌症将能够得以预防。

健康体检的重要性一方面在于早期发现疾病，从而做到早诊断、早治疗；更重要的一方面是能尽早发现导致疾病发生的危险因素，在萌芽状态扼住疾病的发生与发展。

因此，健康体检非常必要。

2. 你知道怎样选择体检中心吗？

有些单位或个人因为各种原因，常常更换体检中心，这样医疗机构就无法为你建立连续的健康档案，后续的健康管理自然无从谈起，所以最好能固定体检中心。那么怎样选择体检中心呢？可从以下几方面考虑：

（1）选择合法正规的医疗机构

体检也属于医疗行为，所以一定要选择合法正规的医疗机构，要有相关医疗行政部门验收合格并发放的执业许可证。你在进行体检之前，一定要首先考虑此点，如果非正规机构，应该立即放弃。

（2）体检场所独立，无交叉感染危险

参加体检的人员是相对健康人群，在进行体检时要与就诊病人分离，因为看病的人中不乏有人患有传染病。所以对于在医院内部完成的体检，尤其需要体检场所相对独立。即医检分离，尽量减少及避免交叉感染的机会。

（3）体检设备优良，定期维护，定期计量

体检设备的性能、分辨率至关重要，决定着能否在疾病早期或微小病变期甚至在病变前期就及时发现，这对于一些肿瘤性疾病的早期发现非常重要。所以体检机构的设备一定要优良，要能达到早期筛查的目的，同时必须持有计量监督部门核发的年度合格证书，保证设备一直处于功能完好状态。

（4）有专业的体检医师，执业资格完备，医疗经验丰富

从事体检工作的医师具有执业医师资格证书是重要的前提条件，另外，体检中心重要的技术岗位一定要配备工作年限长、经验丰富的医师，有利于综合参检者情况给出正确的医学结果与指导意见。

（5）体检预约制度与体检流程安排合理

运行良好的体检中心主要包括两部分客户，一部分是单位团体体检人员，另一部分是个人体检人员。一个相当规模的体检中心，日均体检人次会达到100人次以上。体检项目中有一部分为空腹检查项目，如血液生化检查、腹部超声等。因此，在人员集中的情况下，完善预约机制，合理安排好流程非常重要。

（6）具备完善的质量控制制度

保证体检质量是体检工作的首要任务，所以体检机构要有质量控制体系。如检验设备的定标质量控制，化验室参加全国或省级室间质量验证制度，大型设备定期检查校对制度，阳性结果上报复查制度，各科室结果的审核制度，工作人员的岗位职责制度等，这些都是保证一个体检中心体检质量的核心内容。

（7）信息化管理

作为专业的体检中心，无纸化办公，实现全部体检信息的即时上传与储存、健康档案的信息化管理，不仅使工作效率提高，而且是后续开展健康管理的必备条件。

（8）完善的健康管理服务

健康管理服务是体检工作的延伸，也是体检的真正目的。对于促进健康、维持健康来说，体检只是开头，只是收集信息阶段，后续的健康管理才是重点。健康管理是指对个体或群体的健康进行全面监测、分析、评估、提供健康咨询和指导以及对健康危险因素进行干预的全过程。我们经常会看到，体检者拿到报告后读不懂、体检单位解释不到位，致使体检者不知道自己的问题所在以及如何处理，这样体检就失去了它本身的意义。毕竟能发现重大疾病需要立即诊治的情况，在体检者中是少数的，大多数体检者是处于一些危险因素或化验指标异常的阶段，需要生活方式的调整，从而向健康方向转化，所以说完善的检后服务是体检工作不可缺失的。

3. 你知道体检时间的选择也很重要吗？

做体检首先要选对时间，为什么呢？虽然大多数体检项目对时间没有特殊要求，但有些项目是需要选择好时间的。如果在不适合的时间里去做，不但会导致体检结果不准，还可能会引起其他的一些问题。就体检时间选择的问题，重点注意以下几点：

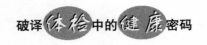

妇科体检，要避开经期

女性月经期不宜进行妇科体检。进行妇科体检通常要做阴道检查，而女性处于月经期时，全身和局部抵抗力都比较弱，加上子宫内膜脱落出血形成创面，微生物易入侵、生长、繁殖。另外，妇科检查时还可能将脱落的子宫内膜碎片挤入子宫肌壁、输卵管甚至盆腔内，从而造成子宫内膜异位。

孕前体检，要提前三个月

如果有怀孕计划，就要提前三个月进行孕前体检，不宜太早也不宜太迟。如果孕前体检的时间太早，则在怀孕时身体可能已经有了较大变化，体检结果已经失效了。如果孕前体检的时间太晚，又想在特定的时间怀孕的话，体检中一旦发现问题，就没有充足的时间调整，无法保证健康孕育。

有症状体检，要选择症状出现的时间

比如女性有阴道性交出血的情况，就要在阴道出血期尽快进行体检，而不能等到出血结束后再进行体检。有症状马上体检，可以很快根据症状的提示进行专项重点检查，避免隐藏的疾病对身体造成更大的伤害。

4. 你知道如何合理选择健康体检项目吗？

目前规范的体检中心一般都会安排咨询体检项目的环节。医生会先详细询问个人情况，如受检者的症状、病史及家族史等，然后根据年龄、性别及个人其他情况推荐合适的套餐，也会特别增加一些有针对性的项目。

体检项目的选择主要考虑的因素包括几个方面：

（1）年龄

（2）性别

（3）慢性病史、疾病家族史

（4）参检者的职业、生活习惯

（5）自己的经济状况

对于不了解的检查项目，你可以问医生以下 3 个问题：为什么要做这项检查？这项检查背后有肯定的临床证据支持吗？如果检查结果是阳性，如何处理？

对于一些医学界没有公认的、特异性较低的项目建议慎重选择。

目前体检还未列入我国的基本医疗保险，因此选择有针对性的、经济的检查项目对大多数人来说也是很重要的。

5. 健康体检间隔多久做一次最好呢?

健康体检应该定期做,一般半年到一年做一次体检比较合适。有些特殊项目的检查间隔时间要听取专业人员的建议。正规的体检中心,在体检完成后的体检报告中,会针对检查结果给出随访和复查的时间。体检后一定要按总检师给出的指导意见去做,纠正不良的生活习惯,对不正常的指标在采取适当的干预措施后,进行复查、监测,这样健康体检才有意义。同时要注意的是,不要随意放弃常规项目,尤其是年轻人可能会在体检过程中放弃一些自认为无关紧要的项目,其实常规项目恰恰反映身体基本健康状况,对常见病、多发病、慢性病起到初筛的作用。如果放弃,就相当于延长了间隔时间。

6. 体检前应该注意的事项有哪些?

(1) 体检前三天不吃高脂性及油炸性食物。

(2) 体检前三天禁食血制品及含铁量过大的食物(如猪血、鸡血、海带、菠菜等)。

(3) 体检前一日请勿饮用酒类。

(4) 体检前一日应以清淡饮食为主。

(5) 体检当日早晨应禁食水(包括饮水、药物等,特殊情况除外)。

(6) 体检当日避免晨练,以免影响检查结果。

(7) 糖尿病、高血压、心脏病、哮喘等慢性疾病患者,请将平日服用的药物随身携带备用。

(8) 配戴隐形眼镜者,请改戴框架眼镜受检,以方便测试眼压。

(9) 体检时最好不要佩戴金属饰物或携带贵重物品,以防丢失且会影响某些检查。

(10) 体检前夜最好保证7~8小时睡眠时间,以保持良好的身心状态。

(11) 体检当日请携带相关证件备用。

(12) 平时长期口服阿司匹林、波利维、华法林等抗凝药物者需停药1周方可进行胃肠镜检查。

(13) 口服二甲双胍药物者需停药两日方可进行心脏双源CT检查。

7. 女性体检前有什么特殊的注意事项吗?

(1) 请将预约体检时间避开生理周期。

（2）有妇科检查项目的女性，体检前三日内不要同房，以确保结果的准确性。

（3）未婚或无性生活史者需做妇科内诊时，通常需本人声明，并在妇科检查单上签字确认"主动要求检查"。

（4）检查前 24 小时内，不要做阴道冲洗和阴道用药，以免菌群被破坏，影响检查结果。

（5）对于已孕、经期延后未至或拟近期受孕的女性，不要做 X 线、肛诊及妇科检查等项目。

（6）排尿前最好清洁外阴。

（7）经期最好不做尿标本收集，以免影响结果。

8. 你是否忽视了体检后的资料保存与管理？

对于健康体检来说，完成体检仅仅是个开始，只是收集健康信息的手段。对体检结果中发现的危险因素、患病情况，进行后续的健康管理才是重点。因此，保存好连续多年的体检资料，对于进行下一步健康管理是非常重要的。如果体检资料是个人自己保管，那么建议你把资料集中在一起。每次体检时把这些资料带在身边，交给体检中心负责咨询与选择项目的医生，医生可以根据你的情况在常规普检的基础上进行项目侧重选择。如果体检资料能够交由专业的健康管理机构保管更好，这样专业人士能够提供更专业的分析、评估与指导。

第二部分

健康体检项目

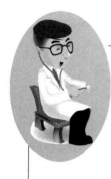

第一章　一般检查项目

一、静脉采血

9. 静脉采血的目的是什么？

在常规体检中，静脉采血是必备的一项操作，因为需要空腹进行，因此往往作为完成体检的第一项内容。静脉采血的目的是采集、留取静脉血标本进行下一步的化验检查，为临床诊断与治疗提供依据。

10. 静脉采血前有哪些注意事项？

（1）采血前应注意清洁双侧上肢皮肤，并更换清洁内衣；采血当天，不要穿袖口过小或过紧的衣服，避免采血时衣袖卷不上去，或采血后因衣袖过紧引起止血障碍而产生皮下血肿。

（2）抽血前需禁食至少 8 小时，以免受乳糜颗粒干扰而影响检测结果；查肝功能、血液黏稠度、血脂、血糖等项目应空腹采血。在采血前 24 小时内应避免大量饮酒，有特殊血液检测项目的还要避免剧烈运动。采血时间以上午 7～10 时较为适宜。有些血液成分日间生理变化较大，例如激素类和酶类检验项目，因此应注意相对固定采血时间（急症检查项目除外）。

（3）高血压病人即使要求空腹验血，也可经医生同意服用少量降压药，以免突然停药或推迟服药而致使血压骤升，发生不测。糖尿病或其他慢性病患者也可在采血后及时服药。总之，不必因体检而干扰常规治疗。

（4）有些血液成分存在立位与卧位之间的差异，为减少这种影响，患者的体位应相对固定。一般采用坐位采血，而且采血前有 10 分钟的时间静息。

（5）激动的情绪会影响到一些血液成分浓度的变化，因此采血的当天早晨不宜做剧烈的运动，也要避免情绪激动。

（6）烟、酒、咖啡及高脂、高糖饮食，可使血液中某些成分高于正常，需与一般病理情况相区别，采血前几日应注意避免。

（7）不同年龄组的个体及妇女的妊娠期、月经期，血液成分有一定的生理差异，应注意与病理情况区别。

11. 静脉采血后有哪些注意事项？

（1）采血结束后，立即用消毒干棉签或棉片按压穿刺部位，需在针眼及向上 1~2 厘米处纵向按压 3~5 分钟止血，不能搓揉，以防止造成皮下血肿，24 小时内保持穿刺手臂清洁干燥。

（2）采血后按压时间要充分，因个体差异，每个人的凝血功能不同，凝血功能差的患者需要稍长时间的按压。如果皮肤表层看似未出血就马上停止按压，可能造成未完全止血，而使血液渗至皮下造成青淤。若有出血倾向，更要延长按压时间，若局部已经出现青淤，24 小时后可用热毛巾湿敷，以促进淤血吸收。

（3）采血后患者应休息 15~30 分钟，可静坐或躺着休息，若出现晕针或低血糖症状，应立即就地平卧，饮一些含糖饮料，待症状缓解后再离开。

（4）血液抽取完毕后，有极少数客户的血会出现溶血现象，需要时应再次抽取血液标本。

二、血压

12. 什么是血压？

血压指血管内的血液对于单位面积血管壁的侧压力，即压强。由于血管分动脉、毛细血管和静脉，所以，也就有动脉血压、毛细血管压和静脉血压。通常所说的血压是指动脉血压。

当心脏收缩时大动脉里的压力最高，即收缩压，俗称为"高压"；左心室舒张时，大动脉里的压力最低，即舒张压，俗称为"低压"。通常所说的"血压"测量位置在胳膊窝偏上位置，实际上测量的是上臂肱动脉压（因为在大动脉中血压下降很小，因此将上臂肱动脉压代表主动脉压），是对人体主动脉血压的间接测定值。

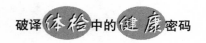

13. 左臂与右臂血压测量值有差别吗？

一般人认为心脏在左侧胸腔内，左上臂离心脏更近，所以左臂测量血压会高于右侧，其实正好相反，通常是右上臂血压高于左上臂，大约高出 5~10 mmHg。如双侧上臂同时测量血压，有 5% 的人血压测量值相差 10 mmHg，约 25% 的人相差 10~20 mmHg。测量时要防止由于两侧测量技术的不对等而造成的误差，如血压计袖带放置位置、肢体外展角度和高度、听诊器放置位置和压迫力度大小等等，否则将扩大双臂血压的差异。

14. 血压的正常参考范围是多少？

分类	收缩压（mmHg）	舒张压（mmHg）
正常血压	<120	<80
正常高值	120~139	80~89
高血压	≥140	≥90

（以上分类适用于 18 岁以上的成人）

15. 测量血压的注意事项有哪些？

正常人在一天里不同时间、不同情况、不同精神状况及不同姿势下血压值都不一样，这些是人为的因素影响，不是病态。所以，在测血压时要注意以下几个问题。

（1）病人在测血压前，先静坐片刻，使精神安静下来。

（2）情绪紧张和激动之后不马上测血压。

（3）剧烈运动之后和劳动之后不马上测血压。

（4）测量时坐正，把上衣一侧袖子脱下，不要卷起紧的衣袖，手臂要平放，手心向上，上臂和心脏在同一水平线上，肌肉要放松。如果是卧位，也要使上臂和心脏处于同一水平线上，不能过高或过低。

（5）测血压时精神不要紧张，不要屏住呼吸，因为屏住呼吸可使血压升高。

三、体重指数

16. 什么是体重指数？

体重指数（BMI）是诊断超重和肥胖的指标，已经成为目前常规体检中的一项重要指标。目前已经公开发表的文献表明，防止体重指数增高，对预防心脑血管疾病和糖尿病、高血压有极其重要的作用。体重指数与总死亡率之间呈现 U 形曲线的关系，即体重指数过高（等于或大于 28）或过低（小于 18.5）者，死亡率都会升高。

17. 体重指数如何计算得到？

计算公式：

体重指数（BMI）= 体重（kg）／身高^2（m^2）

在常规体检过程中，通过身高与体重的测量，可计算得到体重指数的结果。

18. 体重指数的正常范围是多少？

在国际上，将体重指数大于 25 者视为体重超标，在国内，根据中国肥胖工作组建议的超重和肥胖诊断分割点如下表所示：

分类	BMI（kg/m^2）
体重过低	<18.5
正常	18.5～23.9
超重	24.0～27.9
肥胖	≥28.0

四、腰臀围

19. 测量腰围的意义是什么？

腰围测量可作为评估心脏病危险因素的简单方法，腹部肥胖是导致心血管疾病的一个非常重要的危险因素，腰围超标也是增加心血管疾病的一个独立危险因素。

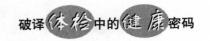

20. 中国人腰围的正常参考范围是多少？

男性<85 厘米

女性<80 厘米

21. 腰围的正确测量方法是什么？

（1）除去腰部覆盖的衣物，轻松站立，两脚分开 30～40 厘米，双手自然下垂。

（2）将一根没有弹性、最小刻度为 1 毫米的软尺，放在胯骨上缘至第十二根肋骨下缘连线的中点（通常是腰部的自然最窄部位），沿水平方向围绕腹部一周，紧贴而不压迫皮肤。

（3）维持正常呼吸，正常呼气末测量腰围的长度，精确至 1 毫米。

22. 测量臀围的意义是什么？

臀围测量的意义在于反映髋部骨骼和肌肉的发育情况，结合腰围可评价和判断腹型肥胖。腰臀比越大，腹型肥胖程度越高。

23. 臀围的正确测量方法是什么？

测量时，两腿并拢直立，两臂自然下垂，皮尺水平放在前面的耻骨联合和背后臀大肌最凸处。为了确保准确性，测量臀围时，一是要在横切面上，二是要在锻炼前进行。同时要注意每次测量的时间和部位相同，测量时不要把皮尺拉得太紧或太松，力求仔细、准确。

24. 腰臀比的意义是什么？

腰臀比是评估一个人心脏病风险的最佳方法。一旦脂肪分布不合理，即使体重并不超标，也会被列为减肥的行列。先测量臀围和腰围的尺寸，再用腰围数除以臀围数，会得到一个比值。女性比值在 0.80 以下，男性不超过 0.9，就在健康范围内。比值越小，说明越健康。

25. 腰臀比（WHR）的正常范围是多少？

腰臀比是早期研究中预测肥胖的指标。比值越小，说明越健康。这是预测一个人是否肥胖及是否面临患心脏病、糖尿病风险的较佳方法。

理想的腰臀比例最小值应该是多少，目前还没有定论。但是，理想的腰臀比例最大值是多少，专家的意见已经基本达成共识。如果是女性，理想的腰臀比例大约在 0.67~0.80 之间。如果是男性，这一比例大约在 0.85~0.95 之间。

无论男女，臀围明显大于腰围者，不仅体型优美，而且健康长寿；而腰围明显大于臀围的"大腹便便"者，不仅体态臃肿，而且危机四伏。如果腰臀比（腰围与臀围的比值）过高，钙就容易在血管里堆积，使人体患动脉硬化的风险增大。腹型肥胖的人还容易早衰，死亡率较同年龄的正常人高出 25%~50%。

对于女性来说，胸围、臀围较大，肩部较宽，大腿较粗而腰腹较细者，是最理想的体型，而且健康状况良好。对于大多数人来说，体重的降低也意味着腰臀比率的下降，患心脏类疾病的危险也随之降低。

男性腰臀比如果大于 0.9，则数字越高，患大肠癌的危险越大。大腹便便、运动少、吃得多、久坐不动的男性，尤其是应酬多且以车代步的高级白领、老板、领导等，在患病人群中占较大比例。

美国的多项研究表明，腰臀比对心血管病、糖尿病和乳腺癌都有预测作用。研究发现，腰臀比超过 0.9 的被调查者与低于 0.9 的被调查者相比，其发生高血压和高血脂的危险性显著升高，并随体重增加而递增；绝经期前女性的腰臀比越高则发生乳腺癌的危险越大，而且如果女性超重或肥胖则发病危险更高。研究人员强调，运动是减少脂肪的最佳方法，同时还可以增强下肢肌肉；而节食不能有效改变腰臀比。

第二章 临床物理检查

一、内科

26. 内科检查应注意些什么？

（1）体检时应注意如实提供病史，这有利于主检医生对你之前的身体情况了解得更全面，更容易明确诊断。像高血压，一次血压升高和长期血压升高是截然不同的概念，并且有些高血压患者因在体检前服药，故测量的血压不一定高，容易造成漏诊、误诊。

（2）检查内科前要稍休息，避免心跳呼吸过快，注意配合体格检查，按医生要求摆好体位姿势，按要求进行呼吸动作等。

（3）应注意提供安装心脏起搏器、人工瓣膜置换、冠状血管的支架及搭桥的情况，以便引起检查医生的注意，重点检查，重点保护，并判断当前的状况。

27. 内科查体心血管系统检查如何做？

（1）心脏视诊：心前是否隆起，心尖搏动是否搏动增高，弥散至哪些部位。

（2）心脏触诊：心尖搏动是否正常，有无增强、抬举感或触不及，有无震颤（部位和时期），有无心包摩擦感。

（3）心脏叩诊：心界是否正常。

（4）心脏听诊：心律是否正常，具体描述心律失常的情况，如三联律、心音是否正常、有无病理性杂音（部位、时间和级别），是否有心包摩擦音。

（5）周围血管：有无毛细血管搏动、枪击音、水冲脉，颈静脉有无扩张，颈部血管有无杂音，双下肢有无水肿及其他血管情况。

28. 内科查体呼吸系统检查包括哪些内容？

（1）胸部视诊：胸部外形是否正常，呼吸运动是否正常，肋间隙是否饱满或塌陷。

（2）胸部触诊：是否有语音震颤，有无胸膜摩擦。

（3）胸部叩诊：有无异常（异常音性质和部位）。

（4）胸部听诊：有无异常（异常音性质和部位）。

29. 内科查体消化系统检查包括哪些内容？

（1）腹部视诊：外形有无异常、腹壁静脉有无曲张。

（2）腹部触诊：有无腹部包块（部位、大小、边界、质地和移动度）；腹部有无压痛、反跳痛，是否伴有腹壁紧张；肝脏是否可触及，肋下多少厘米，剑突下多少厘米，有无压痛；胆囊是否可触及，有无压痛，有无莫菲氏征阳性；脾脏是否可触及；肾脏区有无压痛、有无叩击痛。

（3）腹部叩诊：有无移动性浊音。

（4）腹部听诊：肠鸣音是否正常，有无亢进、减弱或消失。

30. 内科查体神经系统检查包括哪些内容？

（1）一般症状：有无严重失眠、眩晕、耳鸣、肢体麻木、肢体无力、手颤等。

（2）意识状态：语言能力是否正常，有无失语（运动性、感觉性、混合性），记忆是否减退。

（3）颅神经：是否正常。

（4）肌肉：肌力是否正常，肌张力是否增高或降低，有无肌肉萎缩（轻度、中度、重度）。

（5）运动功能：有无不自主运动（震颤、抽动、舞蹈样运动）及部位；共济运动是否正常，有无指鼻试验、轮替试验阳性；步态有无偏瘫、蹒跚、剪刀样、醉酒、慌张。

（6）感觉功能：浅感觉是否有减退、消失，有无异样感觉（部位）。

（7）神经反射：腱反射（-、+、++、+++）、浅反射是否存在或消失（部位）。

（8）病理反射：是否有阳性发现及名称。

二、外科

31. 外科检查有哪些注意事项？

（1）要如实提供病史。像眩晕性颈椎病史，医生在检查颈椎时，要重点检查。特别要注意，如有手术史一定要如实告诉医生，让医生明白因什么病做什么手术，以便在检查中注意观察手术效果及可能存在的情况。

（2）在检查前一天应进行洗浴、清洗。早晨应排便并清洗肛门及外阴，以方便肛门检查及直肠指诊。

32. 外科检查主要内容包括哪些？

（1）皮肤：注意有无黄染、蜘蛛痣，是否存在瘢痕。

（2）浅表淋巴结：颌下、颈部、锁骨上下、腋窝、腹股沟处淋巴结是否肿大；颈部外观是否正常，有无包块；甲状腺是否正常、有无包块（左侧、右侧、峡部双侧）、大小、质地（硬、中、软），有无弥漫性肿大等。

（3）胸部：检查胸部有无畸形、胸部活动度。

（4）乳腺：正常乳头向外下突出，乳晕呈粉红色或褐色，表面光滑。麦氏结节形状和大小、多少，因人而异。检查乳房皮肤情况，是否存在酒窝征、皮肤红斑、橘皮征、皮肤瘢痕及“星状”收缩等异常体征。有无乳头内陷和乳头溢液。乳腺触诊时手指按摸的压力可分三度：轻度按摸皮下脂肪及腺体表面，判断腺体是否光滑、是否凹凸改变及硬块边界；中度扪及腺体组织，了解其质地均匀度，有无肿块结节等；重度可触及胸壁，以发现有无肿块，测量肿块大小、硬度、活动情况（左、右、内上、内下、外上、外下）。

（5）腹部：腹部有无膨隆、畸形，是否有压痛。肝、胆、脾是否肿大，腹部有无肿块、有无腹壁疝及腹股疝（直疝、斜疝）。

（6）脊柱四肢：观察脊柱生理弯曲活动情况，看是否存在畸形及侧弯，四肢关节是否存在畸形、水肿、积液及血管情况。活动是否受限、有无压痛、活动痛。

（7）肛门：有无肛周湿疹、肛瘘、外痔、直肠脱垂。指诊检查有无内痔、肛乳头炎、肛隐窝炎、直肠息肉、肿物等。必要时可做肛门镜检查。

（8）外生殖器：阴囊有否湿疹、股癣。阴茎是否有湿疣、下疳、包茎等。精索是否有静脉曲张、结节、触痛情况。睾丸大小是否正常，有无肿大、触痛、肿物等。附睾是否有结节、触痛、包块等。前列腺是否有肥大、增生、结节、肿物等。

三、眼科

33. 眼科检查包括哪些内容？

（1）视力：包括裸眼视力和矫正视力。

（2）眼睑：是否存在睑内翻、睑外翻、倒睫、麦粒肿等。

（3）眼球：是否存在内斜、外斜、缺如。

（4）结膜：睑结膜是否有沙眼、是否有结石，球结膜是否充血、有无翼状胬肉，是否有巩膜炎、黄染、充血等。

（5）角膜：是否混浊（薄翳、斑翳、白斑）、R-K 术后、PRK 术后。

（6）前房：深浅是否合适。

（7）瞳孔：形态是否变形、移位，对光反应是否正常。

（8）晶状体：是否正常、缺如、混浊（轻度、中度、重度），检查混浊部位。

（9）玻璃体：是否正常、混浊、脱位（后、前、上）、出血等。

（10）眼底：视盘是否正常，有无混浊，视网膜是否正常或有无出血、渗出、微血管瘤，眼底血管是否有动脉硬化（Ⅰ、Ⅱ、Ⅲ、Ⅳ期），黄斑体有否水肿、出血、渗出、变性、萎缩等。

34. 眼科检查前的注意事项有哪些？

（1）体检前应保证充分休息，避免过度用眼，有屈光不正的人（近视、老花）应随身携带自己的眼镜，戴隐形眼镜的人检查当日应改为框架眼镜。

（2）有特殊疾病的、已经明确诊断尚在治疗的，应向医生讲明，避免干扰治疗。

（3）有手术史，包括角膜 PRK 手术等要如实提供情况。

四、耳鼻咽喉科

35. 耳鼻咽喉科检查包括哪些内容？

（1）外耳道：是否存在狭窄、耵聍、栓塞、肉芽、霉菌感染、疖肿等。

（2）鼓膜：是否有内陷、钙化、穿孔、充血、肉芽等。

（3）听力：是否存在听力下降（轻度、中度、重度）、听力丧失。

（4）鼻腔鼻窦：是否存在炎症（单纯性、肥厚性、萎缩性、过敏性），是否存在鼻息肉、出血、肿物、异物、鼻中隔偏曲、鼻窦炎。

（5）咽喉部：是否存在充血、溃疡、淋巴组织增生、囊肿、新生物、腺样体残留、咽隐窝不对称等。

（6）扁桃体：是否存在充血、化脓、角化栓、肿大（Ⅰ度、Ⅱ度、Ⅲ度）。

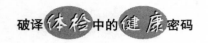

36. 耳鼻咽喉科检查的注意事项有哪些?

（1）检查中需要压舌头时，要平静呼吸不要憋气。

（2）检查耳部时头部不要乱动，耳镜插入到软骨部和骨部交界处时可能有疼痛感。

（3）在医生喷药液时，可能有麻木感、异物感、不适感。这些感觉很快就会自动消失，不必紧张。

五、口腔科

37. 口腔科检查包括哪些内容?

（1）牙体：牙体是否正常，异常包括龋齿、残根、楔状缺损、金属冠、烤瓷、义齿、牙缺失、补牙、活动义齿。

（2）牙周：牙周是否正常，异常包括牙结石、牙龈炎、牙周炎、牙根松动。

（3）口腔黏膜：是否存在舌炎（裂纹舌、地图舌）、白斑、扁平苔癣、溃疡、乳头状瘤。

（4）颌面部：观察完整性，看有无发育畸形（面裂、唇裂、牙槽裂、腭裂）、炎症、囊肿、肿物等。是否存在面瘫、面神经痛、面肌痉挛等。颞下颌关节是否存在弹响、痉挛、张口受限等。

六、妇科

38. 妇科检查前应注意哪些事项?

（1）应如实向医生讲明婚姻状况与性生活史。

（2）说明月经情况，是否规则、紊乱、停经，以便医生确定重点检查项目。

（3）妇科检查前应排空小便，做宫颈刮片前一天禁房事。

39. 妇科检查的主要内容有哪些?

（1）外阴检查：阴毛的分布、形状；大小阴唇的发育情况，小阴唇有无粘连；阴蒂的大小；尿道口位置，有无息肉及其他赘生物；前庭大腺有无肿胀、脓肿；会阴体是否有裂伤。

（2）阴道检查：有无先天性畸形；阴道的长度；有无阴道横膈或纵膈；阴

道黏膜颜色是否正常；白带量、颜色、气味；阴道前后壁是否膨出。

（3）子宫颈检查：查子宫颈的大小、位置、有无糜烂及糜烂的程度；有无息肉及新生物，宫颈黏液情况。35 岁以上妇女每年至少检查一次宫颈刮片或 TCT。

（4）子宫体检查：查子宫大小、质地、形态、活动度、位置、有无压痛。

（5）附件检查：包括双侧卵巢和输卵管大小、质地、形态、活动度、有无压痛。

（6）盆腔检查：了解盆腔有无肿块，与子宫、卵巢关系；各韧带的粗细；软硬度、触痛情况等。

七、皮肤性病科

40. 皮肤性病科检查包括哪些内容？

（1）皮肤颜色是否黄染、紫绀。

（2）有无疱疹（单纯性疱疹、带状疱疹）。

（3）有无疣（寻常疣、扁平疣、尖锐湿疣）。

（4）有无毛囊炎、疖肿。

（5）有无脓疱（寻常型、大疱性、深脓疱）。

（6）有无丹毒。

（7）有无头癣、体癣、股癣、手癣、足癣。

（8）有无皮炎（接触性皮炎、神经性皮炎）。

（9）有无湿疹。

（10）有无荨麻疹。

（11）有无药疹。

（12）有无银屑病。

（13）有无白癜风。

（14）有无皮肤瘙痒症。

（15）有无玫瑰糠疹、白色糠疹。

（16）有无淤斑、紫癜（过敏性紫癜、血小板减少性紫癜）。

（17）有无酒糟鼻。

（18）有无蜘蛛痣、黑色素痣、鲜红斑痣、太田痣。

41. 梅毒检查的主要内容有哪些？

（1）生活史

①有无不洁性交史、配偶感染史或性污染史。

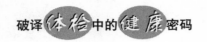

②有无初疮（硬下疳）；有无二期症状，如皮疹、骨骼或黏膜症状。

③生母及配偶的妊娠生产情况。

④治疗经过、用药名称、药物治疗是否规范。

（2）体格检查

应注意皮肤黏膜病损（尤其外阴），有无淋巴结肿大；角膜有无损害，瞳孔是否正常；鼻中隔上有否穿孔；牙齿有否畸形；心脏及主动脉有无损害；脉压是否正常；肝脾是否肿大；神经系统及精神状态是否正常。

42. 淋病的主要检查内容有哪些？

（1）生活史

如实提供有无不洁性病史或配偶感染史或在出差期间盆浴史，有无直接或间接接触淋病患者的分泌物、污染的衣裤、被褥、毛巾、浴盆、马桶圈等。

（2）体格检查

有无尿痛、尿频、尿急、尿道流脓或宫颈口、阴道口有无脓性分泌物，可做尿道及阴道分泌物涂片检查、淋球菌检查、细菌培养。

43. 尖锐湿疣的主要检查内容有哪些？

（1）生活史

如实提供有无不洁性病史或配偶感染史，有无接触尖锐湿疣患者的污染物或出差期间盆浴史。

（2）体格检查

生殖器及肛门部位有无单个或多个丘疹状、乳头状、菜花状或肉质赘生物，表面是否粗糙角化，有无糜烂、渗液、出血及恶臭等。

44. 艾滋病的主要检查内容有哪些？

（1）生活史

如实提供不洁同性或异性性接触史；有无静脉毒品使用史；有无发热、不适、肌肉及关节疼痛，食欲不振、腹泻、嗜睡、乏力及淋巴结肿大；有无皮疹、头痛、情绪低落、牙龈或皮肤出血；有无四肢远端对称性麻木、记忆和注意力障碍。

（2）体格检查

有无全身淋巴结肿大、口腔黏膜白斑、皮肤黏膜出血点或皮疹等，检查肝脾是否肿大。注意精神状态、情绪、智能及脑膜刺激症状。

第三章 体检中的检验科项目

一、血常规

45. 血常规检查的意义是什么?

血液常规是用来进行血液细胞的计数及不同种类细胞、成分的分类的。其费用相对低廉,方法简便,又包含了反映身体状况的大量信息,是健康体检和门诊看病最常用的化验检查项目之一,它与尿常规、便常规一起俗称"三大常规"。血常规检查主要包括三大部分内容:红细胞系统、白细胞系统、血小板系统,不包括血浆检查。

46. 血常规检查前应注意哪些事项?

(1)血常规检查一般不需事先空腹。

(2)采血前不要剧烈运动,不要大量饮水。

(3)血常规的常用取血部位包括周围静脉、指尖、耳垂,婴儿可在脚后跟取血。耳垂取血痛感较轻,但取血量较少,特别是耳垂较小的人难于取血。采耳垂血时应将耳垂上的耳环等饰物取下,采血后不要立即戴上。指尖取血痛感较明显,但采血量较多,可得到较为稳定的测定结果。如指尖有伤口、甲沟炎、红肿或皮肤病,应避开使用此手指。指尖采血一般用对日常工作影响较小的无名指,当然也可用中指或食指。采血后应用消毒棉块或其他消毒止血物品压紧针刺破处2~5分钟,不要使刺破处触及脏物,不要立即洗手。采血前应将皮肤清洗干净。在冬季,从寒冷的室外进到室内后不要立即取血,应使身体暖和以后,特别是应使采血的耳垂或手暖和以后再采血。

47. 血常规的报告包括几个主要部分？

目前的血常规检查，大多由全自动血液分析仪来完成。不同性能的分析仪所提供的检测项目数有所不同，但一般都有 20 个左右的指标。主要包括红细胞系统、白细胞系统、血小板系统三大部分。

48. 你知道红细胞的相关常识吗？

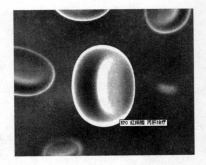

红细胞是人体血液中最多的一类细胞，直径通常是 6～8μm，是双面凹的圆饼状。边缘较厚，中间较薄，就好像是一个甜圈一样，只是当中没有一个洞而已。红细胞因含有丰富的血红蛋白而呈红色，自然血液也呈现红色。

红细胞的主要生理功能是运输氧和二氧化碳，同时可以运输电解质、葡萄糖以及氨基酸等人体新陈代谢所必需的物质，因此，就像血液中的"运输工"。红细胞的特殊形状使其表面积大，可以最大限度地从周围摄取氧气；同时红细胞还具有柔韧性，使得它可以通过毛细血管，并释放氧分子。

49. 红细胞系统的检测结果解读要点是什么？

相关指标有 RBC、HGB/Hb、HCT、MCV、MCH、MCHC、RDW 等 7 项。

（1）RBC：**代表红细胞的数量**

【正常参考值】

男：4.0～5.5 × 10^{12} 个/L（400 万～550 万个/mm^3）。

女：3.5～5.0 × 10^{12} 个/L（350 万～500 万个/mm^3）。

新生儿：6.0～7.0 × 10^{12} 个/L（600 万～700 万个/mm^3）。

红细胞减少

①红细胞生成减少，见于白血病等。

②红细胞破坏增多：急性大出血、严重的组织损伤及血细胞的破坏等。

③合成障碍：缺铁，维生素 B12 的缺乏等。

红细胞增多

常见于身体缺氧、血液浓缩、真性红细胞增多症、肺气肿等。

红细胞的生理性变化

感情冲动、兴奋、恐惧等精神因素，剧烈运动和强体力劳动，高山、高原缺氧等原因，可以引起红细胞的总数增高。妊娠中后期，或某些老年人因造血功能减退，可致红细胞减少。

（2）HGB：**代表血红蛋白的量，通常与红细胞的变化趋势是一致的**

【正常参考值】

成年男性：120～160 g/L

成年女性：110～150 g/L

新生儿：170～200 g/L

儿童：110～160 g/L

老年人（70岁以上）：男性94～122 g/L　　女性87～112 g/L

相对性增多

由于某些原因使血浆中水分丢失，血液浓缩，使红细胞和血红蛋白含量相对增多。如连续剧烈呕吐、大面积烧伤、严重腹泻、大量出汗等；另见于慢性肾上腺皮质功能减退、尿崩症、甲状腺功能亢进等。

绝对性增多

由各种原因引起血液中红细胞和血红蛋白绝对值增多，多与机体循环及组织缺氧、血中促红细胞生成素水平升高、骨髓加速释放红细胞有关。

生理性增多：见于高原居民、胎儿和新生儿，剧烈劳动、恐惧、冷水浴等。

病理性增多：由于促红细胞生成素代偿性增多所致，见于严重的先天性及后天性心肺疾病和血管畸形，如法洛四联症、紫绀型先天性心脏病、阻塞性肺气肿、肺源性心脏病、肺动-静脉瘘以及携氧能力低的异常血红蛋白病等。

在另一些情况下，病人并无组织缺氧，促红细胞生成素的增多并非机体需要，红细胞和血红蛋白增多亦无代偿意义，见于某些肿瘤或肾脏疾病，如肾癌、肝细胞癌、肾胚胎瘤以及肾盂积水、多囊肾等。

生理性减少

3个月的婴儿至15岁以前的儿童，因生长发育迅速而致造血原料相对不足，红细胞和血红蛋白可较正常人低10%～20%。妊娠中、后期由于孕妇血容量增加使血液稀释，老年人由于骨髓造血功能逐渐减低，均可导致红细胞和血红蛋白含量减少。

病理性减少

①红细胞生成减少所致的贫血：

骨髓造血功能衰竭：再生障碍性贫血、骨髓纤维化等伴发的贫血。

因造血物质缺乏或利用障碍引起的贫血：如缺铁性贫血、铁粒幼细胞性贫血、叶酸及维生素 B12 缺乏所致的巨幼细胞性贫血。

②因红细胞膜、酶遗传性的缺陷或外来因素造成红细胞破坏过多导致的贫血，如遗传性球形红细胞增多症、地中海性贫血、阵发性睡眠性血红蛋白尿、异常血红蛋白病、免疫性溶血性贫血、心脏体外循环的大手术及一些化学、生物因素等引起的溶血性贫血。

③失血：急性失血或消化道溃疡、钩虫病等慢性失血所致的贫血。

（3）HCT：是血液除去血浆后血细胞的净体积，也叫红细胞比积或红细胞比容

HCT 增高常见于各种原因引起的血液浓缩，如大面积烧伤、严重呕吐、腹泻等。HCT 降低可见于各类贫血、水中毒、怀孕晚期等。

（4）MCV、MCH、MCHC：简称贫血 3 项指标

MCV 指平均每个红细胞的体积大小，MCH 指平均每个红细胞中有多少血红蛋白，MCHC 指平均红细胞血红蛋白浓度。

各型贫血与贫血 3 项指标的关系如下表。

形态学 分类名称	MCV （80 ~ 98 fl）	MCH （27 ~ 31 pg）	MCHC （320 ~ 360g/L）	常见病因
大细胞 性贫血	>100	>31	320 ~ 360	因叶酸及维生素 B12 缺乏导致的巨幼红细胞性贫血、妊娠期或婴儿期巨幼红细胞性贫血、恶性贫血等
正常细胞 性贫血	82 ~ 95	27 ~ 31	320 ~ 360	慢性再生障碍性贫血、急性失血性贫血、溶血性贫血、白血病
小细胞 性贫血	<80	<27	<320	缺铁性贫血和海洋性贫血、铁粒幼细胞性贫血
单纯小细胞 性贫血	<80	<27	320 ~ 360	慢性感染、炎症、肝病、尿毒症、恶性肿瘤、风湿性疾病、其他慢性消耗性疾病引起的贫血

（5）RDW

全称是红细胞体积分布宽度，它表示红细胞体积大小的均匀程度。如果红细胞体积大小均匀一致，则该参数较低，在参考值范围以内。如红细胞体积大小不一致，差异较大，则该参数高于参考值。RDW 也可以作为贫血分类的指标之一，可以通过 RDW 和 MCV 这两个参数进行贫血的形态学分类。

50. 白细胞系统的检测结果如何解读？

白细胞无色，呈球形，有细胞核，体积比红细胞大，直径在 7 ~ 20 μm 之间。

在正常人的血液中常见的白细胞为中性粒细胞（NEU）、嗜酸粒细胞（Eos）、嗜碱粒细胞（Bas）、淋巴细胞（Lym）和单核细胞（Mon）。白细胞是人体的防卫细胞，细菌或病毒侵犯人体遇到的最初抵抗就来自于白细胞，因此机体反应的最初变化就是白细胞的升高或降低。

（1）WBC 白细胞总数

【正常参考值】

成人：（4.0 ~ 10.0）×10^9 个/L

儿童：（5.0 ~ 12.0）×10^9 个/L

新生儿：（15.0 ~ 20.0）×10^9 个/L

白细胞总数升高

主要见于感染性疾病，尤其是细菌感染，比如化脓性扁桃体炎、气管炎、肠炎等。一般来说，细菌感染引起 WBC 升高，而病毒感染则使 WBC 正常或者降低。WBC 升高还可以见于白血病，其主要特征是血液中出现幼稚细胞。因此，如果 WBC 很高，应该进一步做血液涂片进行显微镜观察，看有没有幼稚白细胞。

白细胞总数降低

也是体检中常见的情况，其中最常见的是有些人长期白细胞总数降低，但没有任何不适，没有乏力、经常感冒等免疫力降低的表现，吃药治疗时可以提高一些，一停药又下降到原来的数字。这种情况要进行正确判断，有些人可能是体质性的或分布性的，即白细胞在骨髓中没有完全释放出来或白细胞主要分布在脾、肺、肝等内脏大血管内，从外周血中检查就会减少，这种人的白细胞减少通常不需要吃药治疗；有些人是因为老年性骨髓造血功能降低，此时需要密切观察，不必急于治疗；有些人可能是造血营养物质不足，应进一步检查后，给予相应的营养物质治疗。

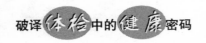

（2）白细胞分类计数

中国卫生部医政司编写的《全国临床检验操作规程》中关于成人白细胞分类计数正常参考值如下：

细胞类别	法定比例	百分率
杆状核	0.01 ~ 0.05	1% ~ 5%
分叶核	0.50 ~ 0.70	50% ~ 70%
嗜酸性粒细胞	0.005 ~ 0.05	0.5% ~ 5%
嗜碱性粒细胞	0 ~ 0.01	0 ~ 1%
淋巴细胞	0.20 ~ 0.40	20% ~ 40%
单核细胞	0.03 ~ 0.08	3% ~ 8%
其他	0.01 ~ 0.02	1% ~ 3%

（3）中性粒细胞

中性粒细胞的运动能力和吞噬能力均比较强，当急性化脓性细菌入侵时，可迅速将其包围，并进行水解和消化。血液中的中性粒细胞数量减少，感染发生的机会和可能性就会增加。中性粒细胞增多与减少和白细胞总数升高与降低情况类似。在某些情况下，如老年人，因机体反应性降低，故白细胞数量在某些病理情况下并不升高，但白细胞分类中的中性粒细胞明显升高，此时也可参考白细胞升高的临床诊断。中性杆状核粒细胞是中性粒细胞的早期阶段，在末梢血液中可以有一定的比例。但过多出现时可视为异常。当杆状核粒细胞>6%时，称为"核左移"，表示机体反应强烈，骨髓造血功能旺盛，能释放大量粒细胞到外周血来。此种情况多见于严重感染，特别是化脓性细菌感染，也可见于急性中毒、急性溶血、急性失血、白血病或类白血病反应。

（4）单核细胞

单核细胞在血液中的吞噬能力较弱，当它穿过毛细血管壁进入组织中，转变为巨噬细胞后，吞噬能力大大加强，它可聚集于感染灶附近，吞噬和杀灭病毒、真菌、原虫、分枝杆菌等病原体，还可识别和杀伤肿瘤细胞，清除变性血浆蛋白、衰老和损伤的红细胞、血小板等。

单核细胞增多常见于：①某些感染，如伤寒、结核、感染性心内膜炎、疟疾等；②某些血液病，如单核细胞白血病、淋巴瘤、霍杰金病、恶性组织细胞病、骨髓增生异常综合征等；③急性传染病或急性感染恢复期。单核细胞减少一般无临床意义。

51. 血小板系统的检测结果如何解读？

血小板（PLT）是血细胞成分中最小的一种，它是由骨髓巨核细胞的细胞质脱落的片段形成的，它体积虽然很小，但有很好的聚集和黏附功能，参与人体的止血和凝血过程。

【正常参考范围】

（100～300）×10^9个/L

血小板增多

当血小板数量>400×10^9个/L时，称为血小板增多。原发性血小板增多常见于骨髓增生性疾病，如慢性粒细胞白血病、真性红细胞增多症、原发性血小板增多症等。反应性血小板增多常见于急慢性炎症、缺铁性贫血、癌症患者，此类血小板增多症血小板数一般不超过500×10^9个/L，且经过治疗病况改善以后血小板数目会很快下降。

血小板减少

血小板低于100×10^9个/L时即可称为血小板减少，低于50×10^9个/L时可有出血倾向，此时会出现伤口出血不易止住、牙龈出血、鼻出血、皮肤出现紫斑、轻微磕碰后皮下淤血、皮肤或黏膜有出血斑点等现象。血小板减少常见于以下情况和疾病：①血小板生成障碍：如再生障碍性贫血、白血病、巨幼红细胞性贫血、骨髓纤维化、放射线损伤等；②血小板破坏或消耗过多：原发性血小板减少性紫癜、系统性红斑狼疮、恶性淋巴瘤、风疹、药物过敏引起的血小板减少、弥散性血管内凝血等；③血小板分布异常：如脾功能亢进；④放射治疗和化疗等。

需要注意的是，出血现象并不能仅仅参考血小板计数一项指标来判断，还应参考出凝血时间、凝血因子、血小板聚集率、凝血酶原活动度、平均血小板体积、血浆纤维蛋白原、血块收缩时间等检验指标，以综合判断病人出血和凝血系统是否异常。在体检中可见许多老年人血小板低于正常值，但并无出血症状，不必紧张，可到相关科室，如血液科进一步查清原因。对于老年人血小板数过高、聚集能力强反而不一定是好事，相对来讲发生血栓性疾病的可能性变大。

二、尿常规

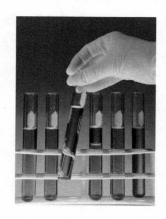

52. 尿常规检查的意义是什么？

尿常规在临床上是不可忽视的一项初步检查，不少肾脏病变早期就可以出现蛋白尿或者尿沉渣中有形成分。一旦发现尿异常，常是肾脏或尿路疾病的第一个指征，中国古代就有"观尿识病"的说法，可见其重要性。尿常规的检查，还可以协助诊断其他系统疾病，如糖尿病、急性胰腺炎、急慢性溶血、急慢性肝炎、高血压病、急性汞中毒等。因此，尿常规检查是最简单易行、无痛苦、迅速的重要检查手段，也是健康体检中不可缺少的基础项目之一。

53. 尿常规检查前应注意哪些事项？

（1）留取尿液标本的时间：一般应尽量采用新鲜晨尿，因为夜间饮水较少，肾脏排到尿液中的多种成分都储存在膀胱内并进行浓缩，易于查到，提高阳性检出率。若不方便做到，其他随机留取的尿液也可。但应以留取中段尿为好。

（2）一般要求女性留取尿标本时避开经期，以防止阴道分泌物混入尿液中；男性则不要混入前列腺液等，以免影响检查结果。如做尿细菌培养，要进行外阴部消毒或清洁。

（3）尿标本必须新鲜。尿液停放几小时后，白细胞即可被破坏而致使脓尿消失，葡萄糖被细菌分解、管型破坏、细胞溶解、红细胞变开等问题也会出现，会影响检查结果的准确性。

（4）留取中段尿。按排尿的先后次序，可将尿液分为前段、中段、后段。因前段尿和后段尿容易被污染，因此，做尿常规和尿细菌学检查时，一般都留取中段尿。

（5）标本留取的量要足够，一般来说，常规检测留取20毫升即可，如要单独做尿比重检测则要至少100毫升尿，其他特殊检查应按要求留取足够的量。

（6）尿常规检查前不要进食大量含维生素C的水果、食物，也不要服用大量维生素C药物，以免影响结果准确性。

（7）留取标本的容器要清洁、干燥，细菌培养的标本容器要消毒，防止细菌污染；留取后要及时送检，如不能及时送检，应保存在4℃条件下，标本要避免阳光照射，以防止尿中胆红素分解。

（8）检查前尽量不要剧烈运动或过度劳累。

（9）某些尿路感染者脓尿常呈间歇性，故宜多次反复检查尿常规，不能凭一次结果下结论。

（10）使用抗生素后检查可能会影响尿常规的结果。

54. 如何读懂尿常规的检查报告？

通常的尿常规结果包括10项内容：

（1）尿比重（SG）

正常成人普通饮食下尿比重为1.015~1.025，有时可以达到1.003~1.030，波动范围较大。在大量出汗尿少时尿比重较高，而在大量饮水后尿量增多时尿比重较低，尿比重对肾脏功能损伤有一定的诊断意义，但应根据临床表现综合判断。

（2）尿pH值（pH）

pH值代表尿液的酸碱度。正常饮食条件下，范围是4.0~8.0，pH>7.0为碱性尿，pH<7.0为酸性尿，通常情况下晨尿为弱酸性尿，即pH为5.5~6.5。

> 酸性尿见于高蛋白饮食、使用酸性药物、酸中毒、糖尿病、发热、痛风、低钾性碱中毒、白血病等。碱性尿见于餐后，摄入大量蔬菜、牛奶等乳制品、使用碱性药物、利尿剂，肾小管性酸中毒，碱中毒等。pH很高时见于尿道感染、标本放置太久、尿路磷酸盐或碳酸盐结石。

（3）蛋白尿（PRO）

一般来说，尿蛋白阳性提示肾脏病变的可能性大，一定不要大意，要请医生做进一步的检查以确定是不是肾炎等情况。

下列情况下也可以出现尿蛋白阳性，但不是疾病所致，如剧烈运动、发热、高温环境、严寒、精神紧张等，此时被称为生理性蛋白尿或功能性蛋白尿或叫一过性蛋白尿，蛋白定性不超过 1+，24 小时尿蛋白<0.5 克；还有一种叫做体位性也叫直立性蛋白尿的情况，常见于青春发育期，一般不是肾脏疾病造成，但个别人经肾脏穿刺活检有轻微组织学改变，在轻型肾炎或肾炎恢复期也可以出现，因此还是要进一步搞清楚原因；高血压、糖尿病、多囊肾、尿路感染、多发性骨髓瘤等病人也可能出现蛋白尿。大量球蛋白尿时蛋白定性也可以为阴性或弱阳性，这都需要由医生进一步检查加以鉴别。

(4) 尿糖（GLU）

正常人肾脏对葡萄糖有较强的重吸收能力，肾脏最初滤过的原尿中的葡萄糖几乎全被重吸收了。

一般尿内可以有微量葡萄糖，当血糖浓度>8.88 mmol/L（160 mg/dL）时，就超过了肾脏对葡萄糖的重吸收能力，尿中糖含量就增高，尿糖阳性一般应考虑是糖尿病。但下列情况出现尿糖升高并不是糖尿病：大量进食糖类后或静脉注射葡萄糖后血糖一过性增高，超过肾脏重吸收能力时，尿糖可以出现阳性，这叫生理性糖尿；严重外伤、脑出血、急性心肌梗死等急症情况下，机体发生应激反应，血糖异常增高，出现尿糖阳性，这叫应激性糖尿；有些疾病如甲亢（糖吸收增加，餐后血糖升高）、垂体功能亢进症如肢端肥大症（因生长激素增加致高血糖）、嗜铬细胞瘤（因肾上腺素以及去甲肾上腺素增加）、Cushing 综合征（因糖皮质激素增加）、家族性糖尿（先天性）、慢性肾炎、肾病综合征、妊娠等可以出现继发性糖尿，或者因肾脏对糖的重吸收功能减退而出现糖尿；肝硬化病人糖的利用下降、哺乳期乳糖产生过多等情况都可以出现糖尿。此外，因留尿的容器或体内某些物质如酮体、维生素 C、尿酸、阿司匹林等可能出现尿糖假阳性或假阴性，如有疑问可择期复查。

(5) 尿酮体（KET）

β-羟丁酸（78%）、乙酰乙酸（20%）、丙酮（2%）三者合称酮体。在应激状态、剧烈运动、妊娠剧吐、饥饿、腹泻、高热、糖尿病时，尿中均可能出现酮体阳性。如是糖尿病病人尿酮体阳性，一定要注意是否有酮症酸中毒的可能，要到医院进一步检查治疗。但是，在健康体检人群中，不少人尿酮体阳性，尤其是年轻人，这种情况基本上出现于较剧烈的体育运动或较重体力劳动之后，只要大量饮水，休息一段时间后即可消失。

（6）尿胆红素（BIL）

正常情况下胆红素不能从肾小球滤过，尿中无胆红素。患肝脏和胆道疾病时，胆红素的分解代谢损伤、排泄受阻，血液中存在大量的结合胆红素时尿中即出现阳性。因此，尿胆红素阳性见于急性黄疸性肝炎、阻塞性黄疸、肝硬化、门静脉周围炎、胆汁淤滞、先天性高胆红素血症等。有些药物如氯丙嗪可以使尿胆红素出现假阳性，而维生素 C、硝酸盐类过多可以出现假阴性。

（7）尿胆原（URO）

正常情况下尿中有少量尿胆原，定性为阴性或弱阳性（－～＋）。强阳性见于急性肝炎、肝硬化等；如果降低或消失则见于胆道阻塞。其受到药物等因素影响也可能出现假阳性或假阴性。

（8）尿隐血（BLO）

正常情况下尿中红细胞极少，定性检查应为阴性。尿中出现红细胞被称为血尿。大多数人认为，血尿就是肾炎，但实际上，大多数的血尿不是肾炎引起的。不过，血尿确实是一个不容忽视的问题，一定要请医生详细检查，确定其病因。一般来说，可以引起血尿的疾病有肾小球肾炎、尿道损伤出血、尿路感染、尿路结石等。输血反应、严重溶血、阵发性睡眠性血红蛋白尿、肌肉损伤、中毒及严重烧伤等情况可能出现尿隐血阳性，但显微镜检查看不到红细胞。很多血尿病人是尿路感染引起的，其次是泌尿系结石，少数是肾炎。有的人几年甚至几十年尿中都有少量红细胞，这种情况往往是一种隐匿型或轻微病变的肾小球肾炎，应当密切关注，但不必紧张。必要时在专科医生的指导下，做进一步的检查。同样，尿中维生素 C 较多时尿隐血实验可以出现假阴性，而尿中有强氧化剂时可以出现假阳性，如果隐血阳性而显微镜检查为阴性，有可能是红细胞已经溶解或是肌红蛋白或是其他干扰因素所致。凡是尿隐血阳性的病人均应该进一步做显微镜检查或做红细胞形态观察，可以大致判断红细胞是否来源于肾小球，即是否是由肾炎引起。

（9）尿白细胞（LEU）

正常人尿中白细胞定性检查为阴性，显微镜检查每个高倍视野小于 5 个。尿中出现较多的白细胞一般都是泌尿系感染。此外肾小球肾炎、尿道损伤出血、尿路结石等情况下也伴有白细胞。尿白细胞定性检查时，尿比重高、淋巴细胞尿、高葡萄糖尿、室温低于 20℃、尿中有白蛋白、维生素 C、头孢菌素等可以使结果偏低甚至假阴性，有时也有定性阳性而显微镜检查阴性，这有可能是白细胞已经溶解破坏。

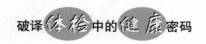破译*体检*中的*健康*密码

（10）**亚硝酸盐（NIT）**

革兰阴性细菌含有一种还原酶，可以将硝酸盐还原成亚硝酸盐，因此，检测亚硝酸盐实际就是检测尿中是否有细菌。正常人应该为阴性。它的意义是诊断尿路感染与白细胞检查互相印证。必须注意的是阳性结果提示尿中有细菌，但阴性结果不能理解为没有细菌。检查前尿液最好在膀胱内存在 4 小时以上，否则，可以呈假阴性，细菌较少而尿液较多时也可以呈假阴性，尿比重高、进食较多菠菜或卷心菜、用药等可以出现假阳性。所以，结果一定要与白细胞显微镜检查结果对比分析。

此外，显微镜检查可以直观地看见尿中的有形成分，如红细胞、白细胞、上皮细胞、管型、结晶、细菌等。一方面通过直观检查可印证化学检查结果，另一方面可以通过形态观察分析、诊断疾病。如红细胞形态分析可以初步判断是肾炎引起还是其他原因引起，这一点对血尿的鉴别诊断极其重要。上皮细胞的种类观察也可以提示病变的性质。尿中出现管型可以预示病情的严重程度。尿液可通过离心涂片直接观察是否有细菌、结核菌、淋球菌等。

55. 尿量、尿色在健康体检中的意义有哪些？

（1）**尿量**

尿液是由肾脏产生的，肾脏的肾小球相当于一个过滤器，将人体血液中的废物过滤出去，以尿液的形式排出体外。尿量主要用于辅助诊断肾脏的浓缩和稀释功能。尿量的变化与饮水量、气候、食物有关。24 小时人体排出的尿液量有 1 000～2 000 ml。除了大量饮水或大量出汗外，一天一夜的尿量大于 2 500 ml 就属于多尿，常见于糖尿病、尿崩症、间质性肾炎、慢性肾盂肾炎、慢性肾功能衰竭早期、急性肾功能衰竭多尿期、失钾性肾病、高钙性肾病以及精神性多尿（常为尿次数增加）。每天尿量小于 400 ml 就属于少尿，小于 100 ml 叫无尿，多尿或少尿都是疾病的表现，有必要做进一步检查。

（2）**尿色**

正常人的尿色为澄清无色、淡黄色、琥珀色，有时有浑浊情况，一般是尿量较少时出现较多的尿盐结晶沉淀引起。如果尿色变红，可能是血尿；如果呈浓茶色或酱油色，可能是血红蛋白尿；如果浑浊、云雾状、沉淀，可能是泌尿系感染；呈乳白色，可能是乳糜尿，有丝虫病的可能；尿呈黄色或深黄色，有胆道阻塞、急性肝炎等。如果尿后泡沫太多，又不容易散去，则意味着尿中可能有蛋白，有患肾炎的可能性。发现自己的尿被蚂蚁吃，可能是糖尿病。

三、便常规

56. 便常规检查的意义是什么？

　　粪便是食物的消化残渣，它在人体内经历了从口腔到肛门的漫长路途，并与肝、胆、胰腺、食道、胃、大肠、小肠等多种消化器官发生关系，这期间任何一个环节出现问题都可能反映到粪便中。有许多人在体检时嫌脏和麻烦，不愿查便常规，岂不知这是非常可惜的，这往往会使很多重要的疾病漏诊，错过早期治疗机会。

57. 便常规检查前的注意事项有哪些？

　　（1）检查前不宜吃辛辣肥厚之品，不宜吃不易消化的食物。
　　（2）前3天即要禁食肉类、动物肝脏、血制品、大量绿叶菜及含铁食物。
　　（3）留取的大便标本不能混入尿液，也不能混入其他分泌物、泻剂、钡剂和灌肠液。
　　（4）如大便有脓血时，应留取脓血部分，水样便要用容器留送，检查寄生虫时要将粪便各部分都留一点。
　　（5）留取标本后要尽量及时送检。

58. 如何读懂便常规检查的报告？

　　对便常规的结果主要从颜色、性状、所含细胞、脂肪及潜血等方面去分析。
　　（1）颜色
　　肉眼观察，正常人粪便因含有粪胆素而呈黄色或棕黄色。婴儿粪便可呈金黄色或黄绿色。
　　①红色：粪便带有鲜血，主要是由于下消化道出血，可见于结肠癌或直肠癌、肛瘘、痔疮出血、痢疾、肛裂等。食用西红柿、红辣椒或西瓜也可能出现红色便。
　　②黑色或暗褐色：粪便富有光泽如柏油样（沥青样），可见于上消化道出血（包括溃疡病、食管静脉曲张破裂、胃出血等），还可见于服用动物内脏及血或铁剂等食物及药物。
　　③灰白色：多见于胆道阻塞，由于粪胆素相应减少及脂肪存在过多，使粪便呈灰白色。服用钡餐造影剂也可使大便呈白色。
　　④绿色：见于婴幼儿腹泻或进食大量绿色蔬菜或服用药物所致。

（2）性状

正常人粪便呈柱状，质软；婴幼儿粪便多呈糊状。

①米泔样便（淘米水样）：见于霍乱病人。

②油样便：可见于上消化道出血。服用活性炭、铁剂以及动物血和内脏时，也可排出黑色便，但无光泽。

③黏液便：小肠炎症时，增多的黏液均匀混于粪便之中；来自大肠病变的黏液，多附着于粪便表面；单纯黏液便无色透明；黏液脓性便呈黄白色不透明。

④冻状便：多见于过敏性结肠炎，慢性菌痢病人也可排出类似粪便。

⑤脓血便：见于痢疾、溃疡性结肠炎、结肠癌或直肠癌等。脓或血的多少取决于炎症类型及程度。阿米巴痢疾时，粪便以血为主，呈暗红色果酱样；细菌性痢疾时粪便以黏液和脓为主。

⑥球状硬便：常见于便秘。

⑦扁平带状便：说明有直肠狭窄，常见于直肠癌。

（3）细胞

正常人大便无或偶有少量白细胞，没有红细胞，无巨噬细胞，无或偶有少量上皮细胞。

①白细胞：主要是指中性粒细胞大量出现，提示消化道的炎症，如细菌性痢疾时，甚至显微镜下满视野白细胞。

②大量红细胞：见于下消化道出血、恶性肿瘤、严重感染和阿米巴感染等。患细菌性痢疾时，红细胞少于白细胞，形态正常且分散存在。患阿米巴痢疾时，红细胞远多于白细胞且成堆存在，并有破碎现象。

③巨噬细胞：常伴随大量的脓细胞，见于肠道炎症，如急性细菌性痢疾、溃疡性结肠炎等。

④大量上皮细胞是肠道炎症的指征。

⑤肿瘤细胞出现提示肠道存在肿瘤。

（4）脂肪

①从粪便中脂肪滴的多少可判断出患者的消化吸收情况。正常成人每天从粪便排出的脂肪为 $2 \sim 5$ g，占干燥粪便量的 $10\% \sim 25\%$。婴幼儿粪便中的脂肪含量较成人高。

②当中性脂肪滴 $\geq 2 \sim 3$ 个/高倍视野时，可作为胰腺外分泌不全的筛选试验。阻塞性黄疸时，因肠道中胆汁缺乏，脂肪吸收障碍，粪便中出现大量的脂肪酸，形如灰色牙膏状。

（5）淀粉颗粒

①粪便中出现淀粉颗粒的量反映了患者消化吸收功能的情况，出现淀粉颗粒多表明消化功能不良。

②慢性胰腺炎、胰腺功能不全时，淀粉颗粒增多，并常伴有较多的脂肪小滴及肌肉纤维。

（6）粪便寄生虫检验

从粪便中能检出的病原体主要包括阿米巴（溶组织内阿米巴）、鞭毛虫（蓝氏贾第鞭毛虫、肠滴虫等）、孢子虫（隐孢子虫）、纤毛虫（结肠小袋纤毛虫）、吸虫（血吸虫、肝吸虫等）、绦虫（猪肉绦虫）、线虫等。有助于确诊和观察药物疗效。

（7）粪便胆素试验

粪便胆素包括粪胆红素、粪胆原和粪胆素。

①检查粪便胆红素及其衍生物，对于鉴别黄疸的种类及观察病情具有重要意义。

②阻塞性黄疸时，粪胆原和粪胆素同时减少或缺如，若再次出现阳性提示病情好转或恢复正常。溶血性疾病时，由于胆红素生成过剩，粪便中的粪胆原和粪胆素均增加。

③婴幼儿因正常肠道菌群尚未建立，粪便中可出现胆红素。

59. 便潜血检查的意义是什么？

粪便潜血试验对慢性消化道出血的诊断及消化道恶性肿瘤的筛选均有重要价值，属非损伤性检查。便潜血可作为消化道恶性肿瘤检查的初筛试验，持续阳性是恶性肿瘤的危险信号，需进一步进行内窥镜与血液肿瘤标志物的检查。阳性见于溃疡病、恶性肿瘤、肠结核、伤寒、钩虫病等。

四、血脂

60. 血脂检查的意义是什么？

随着生活水平的提高，我国居民血液中脂质水平也随之升高，血脂异常对健康的损害主要在心血管系统，易导致冠心病及其他动脉粥样硬化性疾病。因此，在近二十年的健康体检中血脂检测已成为必不可少的项目。从下图可以看到供应心脏营养的冠状动脉由于血管壁的粥样硬化而引起的管腔狭窄，而这种粥样硬化的产生往往与长期的高脂血症有关。

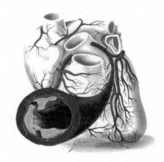

心脏血管（冠状动脉）粥样硬化及血管狭窄

61. 检测血脂前的注意事项有哪些？

（1）抽血前三天内避免高脂饮食，如排骨汤、粉蒸肉等，24 小时内不饮酒，抽血当天空腹 12~14 小时。

（2）取血前最好停用影响血脂的药物，如避孕药、激素等。

（3）如检验结果接近或超过参考值，应间隔一周后，在同一家医院的实验室再次抽血复查。尽量减少或避免由于实验误差造成的假象。

62. 如何看懂血脂化验的结果？

临床上检测血脂的项目较多，健康体检中经常会检测的血脂指标主要包括总胆固醇（TC）、甘油三酯（TG）、低密度脂蛋白胆固醇（LDL-C）和高密度脂蛋白胆固醇（HDL-C）。近年增加了载脂蛋白 A（ApoA1）和载脂蛋白 B（ApoB）的检测。其中总胆固醇、甘油三酯、低密度脂蛋白胆固醇和载脂蛋白 B 是对健康不利的血脂成分，而高密度脂蛋白胆固醇、载脂蛋白 A 被认为是对健康有益的，俗称为"好胆固醇"。

（1）总胆固醇（TC）

<5.18 mmol/L（200 mg/dl）　　　正常范围

5.18~6.19 mmol/L（200~239 mg/dl）　　为边缘增高

≥6.22 mmol/L（240 mg/dl）　　　为总胆固醇升高

——摘自《2007 年中国成人血脂异常防治指南》

TC 水平的影响因素主要有几个方面：

①年龄与性别：TC 常随年龄的增加而有所升高，但到 70 岁以后会有所下

降，中青年女性低于男性，但 50 岁以后或绝经后女性又高于同龄男性。

②运动饮食习惯：长期高胆固醇、高动物脂肪和高热量饮食可使 TC 增高，但食物中的不饱和脂肪酸（植物油），可以使 TC 降低。缺少运动、脑力劳动、精神紧张等因素也可使 TC 升高。

③遗传因素：与脂蛋白代谢相关的酶或受体基因发生突变，是引起 TC 显著升高的主要原因。

④其他：胆固醇降低可以见于营养不良、慢性消耗性疾病、某些溶血性贫血、肝实质性病变等，最近的血脂研究发现在心脑血管病病人中，降低不好的胆固醇对降低病残率、病死率非常重要，有胆固醇越低越好的趋势，但也有研究发现胆固醇过低能增加癌症的发生率。

（2）**甘油三酯**（TG）

≤1.70 mmol/L（150 mg/dl）　　　　正常范围

1.7 –2.25 mmol/L（150～199 mg/dl）　边缘增高

≥2.26 mmol/L（200 mg/dl）　　　　TG 升高

甘油三酯减低常见于甲亢、肾上腺皮质功能低下、肝实质性病变等疾病。

甘油三酯升高常见于高血压、脑血管病、冠心病、糖尿病、肥胖、糖原累积病、甲状腺功能减低、肾病综合征、妊娠、口服避孕药、酗酒等。

甘油三酯是发生冠心病的重要预测因子，如果甘油三酯升高同时伴有肥胖、糖尿病，则患心脑血管病的危险性大大增加。

但应当注意的是，甘油三酯与总胆固醇不同，同一个人的 TG 水平受饮食和不同时间等因素的影响较大，所以同一个体在多次测定时，甘油三酯的测定值可能会有较大差异，而总胆固醇的值相对稳定。

（3）**高密度脂蛋白胆固醇**（HDL-C）

我国成年男性正常参考值>1.04 mmol/L，女性正常参考值>1.16 mmol/L。高密度脂蛋白胆固醇在功能上起着将肝外组织尤其是血液中的胆固醇运送到肝脏进行处理的运输工具作用，因而它可以维持血液中胆固醇的稳定，发挥降低血液中胆固醇的作用，可以防止胆固醇在肝外组织细胞尤其是血管内皮下的沉积，降低动脉粥样硬化的危险。HDL-C 与冠心病的发生呈负相关，HDL-C 低于 0.9 mmol/L 是冠心病危险因素；HDL-C 增高，大于 1.55 mmol/L 被认为是冠心病的"负"危险因素，也就是患冠心病的可能性下降。HDL-C 降低多见于脑血管病、糖尿病、肝硬化等病人以及肥胖、吸烟者。适量饮酒者以及长期体力活动者血中HDL-C往往可以升高。

（4）**低密度脂蛋白胆固醇（LDL-C）**

我国成人正常参考值<3.36 mmol/L。LDL-C 增高是动脉粥样硬化的主要危险因素之一。LDL-C 在 3.36~4.14 mmol/L 为发生动脉粥样硬化潜在危险的边缘状态或轻度危险状态，大于 4.14 mmol/L 为危险水平。LDL-C 水平随年龄增加而有所升高。

（5）**载脂蛋白 Al（ApoA1）**

成人正常参考值多在 1.20~1.60 g/L，女性略低于男性，到老年后波动不明显。小于 1.0 g/L 为偏低。ApoA1 是 HDL-C 的结构蛋白，ApoA1 约占 65%~70%，所以血清 ApoA1 可以代表 HDL-C 水平，与 HDL-C 一样是血液中的"好脂蛋白"。冠心病病人 ApoA1 偏低，脑血管病病人 ApoA1 明显低下。

（6）**载脂蛋白 B（ApoB）**

成人正常参考值为 0.8~1.1 g/L，随年龄增加而升高，70 岁以后不再上升或有所下降。ApoB 是 LDL-C 的结构蛋白，大约有 90% 的 ApoB 分布在 LDL-C 中，因此其临床意义与 LDL-C 相近，但它的变化较 LDL-C 明显，更容易反映血脂异常情况。ApoB 是各项血脂指标中较好的动脉粥样硬化标志物，ApoB 升高也是冠心病的危险因素。研究表明，对高 ApoB 血症的冠心病病人降低 ApoB 可以减少冠心病发病及促进粥样斑块的消退，ApoB 检测也可作为药物疗效观察的指标。

五、血糖

63. 糖尿病的常见分型有哪几类?

（1）**1 型糖尿病**

由于胰岛 β 细胞破坏或功能缺失导致胰岛素分泌绝对缺乏所引起的糖尿病，不包括已阐明特殊病因导致胰岛 β 细胞破坏所引起的糖尿病。

（2）**2 型糖尿病**

由于胰岛素抵抗为主伴胰岛素分泌相对不足，或胰岛素分泌缺陷为主伴胰岛素抵抗所致，是最常见的糖尿病类型。

（3）**其他特殊类型糖尿病**

胰岛 β 细胞功能遗传性缺陷、胰岛素作用遗传性缺陷、胰腺外分泌疾病、内分泌病、药物和化学品所致糖尿病、感染所致、不常见的免疫介导糖尿病、其他与糖尿病相关的遗传综合征、妊娠期糖尿病（GDM）。

64. 为什么要进行糖尿病筛查？

在 2 型糖尿病患者中，半数以上在疾病的早期可无明显的临床症状，并且高达 50% 左右的患者在诊断时可能已经存在各种临床或亚临床状态的并发症。糖尿病的筛查有助于早期发现糖尿病，提高糖尿病及其并发症的防治水平，因此，对于糖尿病高危人群，建议在常规体检中进行筛查。即使无危险因素，成年人大于 40 岁者，也建议进行糖尿病的初筛。如果筛查结果正常，建议三年后再次复筛。

65. 哪些人是糖尿病高危人群？

在成年人（>18 岁）中，具有下列任何一个或多个糖尿病危险因素，可定义为糖尿病高危人群：

（1）年龄≥40 岁。

（2）既往有葡萄糖调节受损（IGR）史。

（3）超重（BMI≥24 kg/m^2）或肥胖（BMI≥28 kg/m^2）或腹型肥胖（男性腰围≥90 cm，女性腰围≥85 cm）。

（4）静坐的生活方式。

（5）一级亲属中有 2 型糖尿病家族史。

（6）有巨大儿（出生体重≥4 kg）生产史或妊娠期糖尿病（GDM）史的妇女。

（7）高血压（收缩压≥140 mmHg 和（或）舒张压≥90 mmHg），或正在接受降压治疗。

（8）血脂异常［HDL-C≤0.91 mmol/L（35 mg/dL）及甘油三酯≥2.22 mmol/L（200 mg/dL）］，或正在接受调脂治疗。

（9）动脉粥样硬化性心脑血管疾病患者。

（10）有一过性的类固醇性糖尿病病史者。

（11）多囊卵巢综合征（PCOS）患者。

（12）长期接受抗精神病药物和抗抑郁症药物的治疗者。

66. 怎样根据血糖结果判断有无糖尿病？

诊断糖尿病的血糖切点：

（1）空腹血糖≥7.0 mmol/L（126 mg/dL）。

（2）OGTT 2h 血糖≥11.1 mmol/L（200 mg/dL）。

（3）随机血糖≥11.1 mmol/L（200 mg/dL）。

有典型的糖尿病症状（多饮、多尿、多食、体重减轻等），并符合上面 3 条中任何一条者即可诊断为糖尿病。无明确的糖尿病症状者，只有符合上述（1）或（2）才可作为诊断条件，并且需进行复查核实。

应激状态（感染、创伤、手术等）下出现的高血糖可能是暂时性的，不应立即做出糖尿病诊断，应在应激状态消失后再次复查血糖，以进一步明确诊断。

静脉血浆葡萄糖应作为测定和报告血糖水平的标准方法，不推荐使用毛细血管血样检测的血糖值作为糖尿病的诊断指标。暂不推荐将 HbAlc 检测作为糖尿病的诊断方法。

67. 血糖检查前的注意事项有哪些？

（1）抽血前空腹 8 ~ 14 小时，可饮水，不吸烟、不饮酒、不喝咖啡等饮料。

（2）取血前避免情绪紧张、激动、剧烈运动。

（3）尽可能暂时停用可能影响血糖的药物。

①激素类：如强的松、地塞米松等，能使血糖升高。

②有些药物能抑制胰岛素的分泌，如双氢克尿噻等利尿降压药，使血糖升高难以控制。

③有些药物与口服降糖药合用时，会产生拮抗作用，使降糖药疗效降低。如口服避孕药、黄体酮、抗结核药异烟肼、利福平等。

④阿司匹林、消炎痛、保泰松、心得安可使血糖浓度降低。

68. 如何正确分析血糖检测结果？

诊断葡萄糖调节受损（IGR）的血糖切点

检测指标	葡萄糖耐量受损（IGT）	空腹血糖受损（IFG）	正常血糖水平
空腹血糖	<7.0 mmol/L（126 mg/dL）	≥6.1 mmol/L（110 mg/dL）但<7.0 mmol/L（126 mg/dL）	<6.1 mmol/L（110 mg/dL）
OGTT 2h 血糖	≥7.8 mmol/L（140 mg/dL）但<11.1 mmol/L（200 mg/dL）	<7.8 mmol/L（140 mg/dL）	<7.8 mmol/L（140 mg/dL）

注：血糖是指静脉血浆葡萄糖

IGR 的诊断应注意以下事项：

（1）IGT 诊断应同时满足空腹血糖和 OGTT 2h 血糖两项指标。

（2）IFG 诊断应至少满足空腹血糖的诊断指标，如果已测定 OGTT 2h 血糖也应满足诊断指标。

（3）正常血糖水平应同时满足空腹血糖和 OGTT 2h 血糖两项指标。

IGR 患者应定期进行随访和糖尿病筛查，以确定是否发展为糖尿病。

69. 糖化血红蛋白检测的意义是什么？

糖化血红蛋白是人体血液中红细胞内的血红蛋白与血糖结合的产物。血糖和血红蛋白的结合生成糖化血红蛋白是不可逆反应，并与血糖浓度成正比，且保持 120 天左右，所以可以观测到 120 天之前的血糖浓度。糖化血红蛋白的英文代号为 HbA1c。糖化血红蛋白测试通常可以反映患者近 8 ~ 12 周的血糖控制情况。是糖尿病诊断新标准和治疗监测的"金标准"，糖化血红蛋白检测受抽血时间、是否空腹、是否使用胰岛素等因素干扰不大。对糖化血红蛋白的检测意义有如下几条：

①是糖尿病患者血糖总体控制情况的指标；

②有助于对糖尿病慢性并发症的认识；

③指导对血糖的调整；

④对判断糖尿病慢性并发症有一定的意义。

70. 如何看懂糖化血红蛋白检测的结果？

糖化血红蛋白虽然是评价血糖控制水平的公认指标，但应当控制在什么水平目前并没有完全达成共识。《2011 年中国成人 2 型糖尿病 HbA1c 控制目标的专家共识》中提出的控制水平如下：

中国成人 2 型糖尿病 HbA1c 目标值建议

HbA1c 水平	适用人群
<6.0%	新诊断、年轻、无并发症及伴发疾病，降糖治疗无低血糖和体重增加等不良反应；无须降糖药物干预者；糖尿病合并妊娠；妊娠期发现的糖尿病
<6.5%	<65 岁无糖尿病并发症和严重伴发疾病；糖尿病计划妊娠
<7.0%	<65 岁口服降糖药物不能达标合用或改用胰岛素治疗；≥65 岁，无低血糖风险，脏器功能良好，预期生存期>15 年；胰岛素治疗的糖尿病计划妊娠
≤7.5%	已有心血管疾病（CVD）或 CVD 极高危
<8.0%	≥65 岁，预期生存期 5 ~ 15 年
<9.0%	≥65 岁或恶性肿瘤预期生存期<5 年；低血糖高危人群；执行治疗方案困难者，如精神或智力或视力障碍等；医疗等条件太差

注：达标的前提是安全可行；HbA1c 较高者应防止高血糖症状、急性代谢紊乱和感染

71. 糖化血红蛋白与空腹血糖两个结果如何综合分析？

如果糖尿病患者经常监测空腹血糖都显示控制较好，而糖化血红蛋白偏高，则需考虑是否平时监测血糖不够全面（例如只测空腹血糖而忽略了餐后血糖），或者可能血糖仪测出的数值不够准确（如机器老化、试纸受潮、过期等）。

如果某位糖尿病患者血糖波动较大，经常发生低血糖，继而又发生高血糖，由于糖化血红蛋白是反映血糖的平均值，所以其糖化血红蛋白完全有可能维持在正常范围。在这种情况下，它的数值就不能反映真正的血糖变化了。

糖化血红蛋白还会受红细胞的影响，在合并影响红细胞质和量的疾病（如肾脏疾病、溶血性贫血等）时，所测得的糖化血红蛋白也不能反映真正的血糖水平。

能同时测定空腹血糖与糖化血红蛋白，可以更好地全面判断病情，及时调整治疗方案。空腹血糖超过患者糖化血红蛋白对应的预测值时，显示近期血糖控制不好，常见的原因有采血时紧张、劳累、晚餐进食过多、治疗不当、急性并发症等。比如某糖尿病患者定期监测糖化血红蛋白均在 6%～7%，而最近一次为8.2%，这表明以往的治疗方案已不能较好地控制血糖，需要重新调整方案。相反，如果空腹血糖低于糖化血红蛋白对应的预测值，甚至达到正常标准，则显示近期血糖控制良好，治疗对症。

糖尿病患者血糖控制未达到目标或治疗方案调整后，应每 3 个月检查一次糖化血红蛋白；血糖控制达到目标后也应每年至少检查 2 次糖化血红蛋白。

六、肝脏功能及病毒性肝炎检测

72. 如何看懂肝脏功能检查的结果？

可以反映肝脏功能的血液检测指标较多，不同指标有不同的意义。

（1）血清总蛋白和白蛋白、球蛋白比值测定

90% 以上的血清总蛋白和全部的血清白蛋白由肝脏合成，因此血清总蛋白和血清白蛋白含量是反映肝脏功能的重要指标。白蛋白是正常人体血清中的主要蛋白质，在维持血液胶体渗透压、体内代谢物质转运及营养等方面起着重要作用。总蛋白含量减去白蛋白含量，即为球蛋白含量。球蛋白为多种蛋白质的混合物，包括免疫球蛋白和补体、多种糖蛋白、金属结合蛋白、多种脂蛋白及酶类。球蛋白与机体免疫功能和血浆黏度密切相关。

【参考值范围】血清总蛋白及白蛋白含量与性别无关，但和年龄相关，新生儿及婴幼儿稍低，60 岁以后约降低 2 g/L，血清白蛋白占总蛋白的比例至少达60%，球蛋白不超过40%。

正常成人血清总蛋白 60~80 g/L，白蛋白 40~55 g/L，球蛋白 20~30 g/L，A/G 为 1.5~2.5。

【临床意义】血清总蛋白降低一般与白蛋白减少平行，总蛋白升高同时有球蛋白升高。由于肝脏有很大代偿能力，且白蛋白半衰期较长，因此只有当肝脏病变达到一定程度和一定病程后才能出现血清总蛋白的改变，常用于检测慢性肝损伤，并可反映肝实质细胞储备功能。

血清总蛋白及白蛋白增高

主要由于血清水分减少，使单位容积总蛋白浓度增加，而全身总蛋白量并未增加，如各种原因导致的血液浓缩（严重脱水、休克、饮水量不足）、肾上腺皮质功能减退等。

血清总蛋白及白蛋白降低

见于①肝细胞损害影响总蛋白与白蛋白合成，常见肝脏疾病有亚急性重症肝炎，慢性中度以上持续性肝炎、肝硬化、肝癌等。白蛋白减少常伴有 γ 球蛋白增加。白蛋白含量与有功能的肝细胞数量呈正比，白蛋白持续下降，提示肝细胞坏死进行性加重，预后不良，治疗后白蛋白上升，提示肝细胞再生，治疗有效。血清总蛋白小于 60 g/L，或白蛋白小于 25 g/L 称为低蛋白血症，临床上常出现严重浮肿及胸腹水。②营养不良：如蛋白质摄入不足或消化吸收不良。③蛋白丢失过多：如肾病综合症（大量肾小球性蛋白尿）、蛋白丢失性肠病、严重烧伤、急性大失血等。④消耗增加：见于慢性消耗性疾病，如重症结核、甲状腺功能亢进及恶性肿瘤等。⑤血清水分增加：如水钠潴留或静脉补充过多的晶体溶液。先天性低蛋白血症较为少见。

血清总蛋白及球蛋白增高

当血清总蛋白大于 80 g/L 或球蛋白大于 35 g/L 时，称为高蛋白血症或球蛋白血症。总蛋白增高主要是因球蛋白增高，其中又以 γ 球蛋白增高为主，常见原因有：①慢性肝脏疾病：包括自身免疫性慢性肝炎、慢性活动性肝炎、肝硬化、慢性酒精性肝病、原发性胆汁性肝硬化等；球蛋白增高程度与肝脏病严重性相关；②M 球蛋白血症：如多发性骨髓瘤、淋巴瘤、原发性巨球蛋白血症等；③自身免疫性疾病：如系统性红斑狼疮、风湿热、类风湿性关节炎等；④慢性炎症与慢性感染：如结核病、疟疾、黑热病、麻风病及慢性血吸虫病等。

血清球蛋白浓度降低

主要是因合成减少，见于①生理性减少：小于 3 岁的婴幼儿；②免疫功能抑制：如长期应用肾上腺皮质激素或免疫抑制剂；③先天性低 γ 球蛋白血症。

A/G 倒置

白蛋白降低和球蛋白增高均可引起 A/G 倒置，见于严重肝功能损伤及 M 球蛋白血症，如慢性中度以上持续性肝炎、肝硬化、原发性肝癌、多发性骨髓瘤、原发性巨球蛋白血症等。

（2）胆红素代谢指标

胆红素是血液循环中衰老红细胞在肝、脾及骨髓的单核-吞噬细胞系统中分解和破坏的产物。红细胞破坏过多、肝细胞对胆红素转运缺陷、结合缺陷、排泄障碍及胆道阻塞均可引起胆红素代谢障碍，临床上通过检测血清总胆红素、结合胆红素、非结合胆红素，诊断有无溶血及判断肝、胆系统在胆色素代谢中的功能状态。

①血清总胆红素（STB）测定

【参考值范围】

新生儿：0 ~ 1 天，34 ~ 103 μmol/L

　　　　1 ~ 2 天，103 ~ 171 μmol/L

　　　　3 ~ 5 天，68 ~ 137 μmol/L

成人：3.4 ~ 17.1 μmol/L

【临床意义】

a. 判断有无黄疸、黄疸程度及演变过程

当 STB>17.1 μmol/L，但小于 34.2 μmol/L 时为隐性黄疸或亚临床黄疸；34.2 ~ 171 μmol/L 为轻度黄疸；171 ~ 342 μmol/L 为中度黄疸；大于 342 μmol/L 为高度黄疸。在病程中检测可以判断疗效和指导治疗。

b. 根据黄疸程度推断黄疸病因

溶血性黄疸通常小于 85.5 μmol/L，肝细胞性黄疸为 17.1 ~ 171 μmol/L，不完全梗阻性黄疸为 171 ~ 265 μmol/L，完全梗阻性黄疸通常大于 342 μmol/L。

c. 根据总胆红素、结合及非结合胆红素升高程度判断黄疸类型

若 STB 增高伴非结合胆红素明显增高提示为溶血性黄疸，总胆红素增高伴结合胆红素明显升高为胆汁淤积性黄疸，三者均增高为肝细胞性黄疸。

②血清结合胆红素（CB）与非结合胆红素（UCB）测定

【参考值范围】

结合胆红素：0～6.8 μmol/L

非结合胆红素：1.7～10.2 μmol/L

【临床意义】

根据结合胆红素与总胆红素比值，可协助鉴别黄疸类型，如 CB/STB<20%，提示为溶血性黄疸，20%～50%之间常为肝细胞性黄疸，比值大于50%为胆汁淤积性黄疸。结合胆红素测定可能有助于某些肝胆疾病的早期诊断，如肝炎的黄疸前期、无黄疸型肝炎、失代偿期肝硬化、肝癌等，30%～50%患者表现为 CB 增加，而 STB 正常。

（3）**胆汁酸代谢指标**

胆汁的主要成分是胆汁酸盐、胆红素和胆固醇，其中以胆汁酸盐含量最多。胆汁酸可以促进脂类食物及脂溶性维生素在肠道的消化吸收，并维持胆汁中胆固醇的溶解状态。体内50%胆固醇以胆汁酸形式排泄，当胆汁酸合成减少时，常导致肝内胆色素性或胆固醇性结石形成。此外胆汁酸还能促进胆汁分泌，具有重要的利胆作用。

【参考值范围】

总胆汁酸（酶法）：0～10 μmol/L

胆酸（气—液相色谱法）：0.08～0.91 μmol/L

鹅脱氧胆酸（气—液相色谱法）：0～1.61 μmol/L

甘氨胆酸（气—液相色谱法）：0.05～1.0 μmol/L

脱氧胆酸（气—液相色谱法）：0.23～0.89 μmol/L

胆汁酸增高见于①肝细胞损害，如急性肝炎、慢性活动性肝炎、肝硬化、肝癌、乙醇肝及中毒性肝病；②胆道梗阻，如肝内、肝外的胆管梗阻；③门脉分流，肠道中次级胆汁酸经分流的门脉系统直接进入体循环。进食后血清胆汁酸可一过性增高，此为生理现象。

（4）**血清酶学检查指标**

①**血清氨基转移酶**

氨基转移酶简称转氨酶，是一组催化氨基酸与 α-酮酸之间的氨基转移反应的酶类，用于肝功能检查的主要是丙氨酸氨基转移酶（ALT）和天门冬氨酸氨基转移酶（AST）。ALT 主要分布在肝脏，其次是骨骼肌、肾脏、心脏等组织中。

AST 主要分布在心肌，其次在肝脏、骨骼肌和肾脏组织中。在肝细胞中，ALT 主要存在于非线粒体中，而大约 80% 的 AST 存在于线粒体内。正常时血清的含量很低，但当肝细胞受损时，肝细胞膜通透性增加，胞浆内的 ALT 与 AST 的酶活性升高，在中度肝细胞受损时，ALT 漏出率远大于 AST；在严重肝细胞损伤时，线粒体膜亦损伤，可导致线粒体内 AST 的释放，血清中 ALT/AST 比值升高。

【参考值范围】

ALT：0～40 U/L

AST：0～40 U/L

ALT/AST≤1

【临床意义】

a. 急性病毒性肝炎

ALT 与 AST 均显著升高，可达正常上限的 20～50 倍，甚至 100 倍，但 ALT 升高更明显，ALT/AST>1，是诊断病毒性肝炎的重要检测手段。

b. 慢性病毒性肝炎

转氨酶轻度上升（100～200 U/L）或正常，ALT/AST>1，若 AST 升高较 ALT 显著，即 ALT/AST<1，提示慢性肝炎进入活动期的可能。

c. 酒精性肝病、药物性肝炎、脂肪肝、肝癌等非病毒性肝病，转氨酶轻度升高或正常，且 ALT/AST<1。酒精性肝病 AST 显著升高，ALT 接近正常，可能与酒精具有线粒体毒性及酒精抑制吡哆醛活性有关。

d. 肝硬化

转氨酶活性取决于肝细胞进行性坏死程度，终末期肝硬化转氨酶活性正常或降低。

e. 肝内外胆汁淤积，转氨酶活性通常正常或轻度上升。

f. 急性心肌梗死后 6～8 小时，AST 增高，18～24 小时达高峰，其值可达参考值上限的 4～10 倍，与心肌坏死范围和程度有关，4～5 天后恢复，若再次增高提示梗死范围扩大或新的梗死发生。

g. 其他疾病

如骨骼肌疾病（皮肌炎、进行性肌萎缩）、肺梗死、肾梗死、胰梗死、休克及传染性单核细胞增多症，转氨酶轻度升高（50～200 U/L）。

②碱性磷酸酶（ALP）

ALP 主要分布在肝脏、骨骼、肾、小肠及胎盘中，血清中 ALP 以游离的形式存在，极少量与脂蛋白、免疫球蛋白形成复合物。由于血清中大部分 ALP 来源于肝脏与骨骼，因此常作为肝脏疾病的检测指标之一，胆道疾病时可能由于ALP 生成增加而排泄减少，引起血清中 ALP 升高。

【参考值范围】

成人：40 ～ 110 U/L

儿童：小于 250 U/L

【临床意义】

a. 肝胆系统疾病

各种肝内、外胆管阻塞性疾病，如胰头癌、胆道结石引起的胆管阻塞、原发性胆汁性肝硬化、肝内胆汁淤积等，ALP 明显升高，且与血清胆红素升高相平行；累及肝实质细胞的肝胆疾病（如肝炎、肝硬化），ALP 轻度升高。

b. 黄疸的鉴别诊断

ALP 和血清胆红素、转氨酶同时测定有助于黄疸鉴别诊断。胆汁淤积性黄疸，ALP 和胆红素明显升高，转氨酶仅轻度升高；肝细胞性黄疸，血清胆红素中度增加，转氨酶活性很高，ALP 正常或稍高。肝内局限性胆道阻塞（如原发性肝癌、转移性肝癌、肝脓肿等），ALP 明显增高，ALT 无明显增高，血清胆红素大多正常。

c. 骨骼疾病

如纤维性骨炎、佝偻病、骨软化症、成骨细胞瘤及骨折愈合期，血清 ALP升高。

d. 生长中儿童、妊娠中晚期血清 ALP 增高。

③γ-谷氨酰转移酶（GGT）

GGT 主要分布在肾脏、肝脏和胰腺，但血清中 GGT 主要来自肝胆系统。GGT 在肝脏中广泛分布于肝细胞的毛细胆管一侧和整个胆管系统，因此当肝内合成亢进或胆汁排出受阻时，血清中 GGT 增高。

【参考值】小于 50 U/L

【临床意义】

a. 胆道阻塞性疾病

原发性胆汁性肝硬化、硬化性胆管炎等所致的慢性胆汁淤积，可使 GGT 明显升高；肝癌时由于肝内阻塞，诱使肝细胞产生多量的 GGT，同时癌细胞也合成GGT，均可使 GGT 明显升高，可达参考值上限的 10 倍以上。此时 GGT、ALP、5′-核苷酸酶（5′-NT）、亮氨酸氨基肽酶（LAP）及血清胆红素呈平行增加。

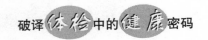

b. 急、慢性病毒性肝炎、肝硬化

急性肝炎时，GGT 呈中等度升高；慢性肝炎、肝硬化活动期，酶活性正常，若 GGT 持续升高，提示病变活动或病情恶化。

c. 急、慢性酒精性肝炎、药物性肝炎

GGT 可呈明显或中度以上升高（300 ~ 1 000 U/L），ALT 和 AST 仅轻度增高，甚至正常。酗酒者戒酒后 GGT 可随之下降。

d. 其他

脂肪肝、胰腺炎、胰腺肿瘤、前列腺肿瘤等 GGT 亦可轻度增高。

④谷氨酸脱氢酶测定

血清谷氨酸脱氢酶（GLDH 或 GDH）是仅存在于细胞线粒体内的酶，可使 L–谷氨酸和其他氨基酸脱氢。以肝脏含量最高，其次为心肌和肾脏，少量含于脑、骨骼肌和白细胞中。在肝脏，GDH 主要分布于肝小叶中央区肝细胞线粒体中，其活性测定是反映肝实质（线粒体）损害的敏感指标，反映肝小叶中央区的坏死。

【参考值】

男性：0 ~ 8 U/L

女性：0 ~ 7 U/L

【临床意义】

正常人血清 GDH 活力很低，肝脏疾病肝细胞线粒体受损害时其活性显著升高，其活性升高程度与线粒体受损程度有关。

a. 肝细胞坏死

如卤烷致肝细胞中毒坏死时 GDH 升高最明显（可达参考值上限的 10 ~ 20 倍）；酒精中毒伴肝细胞坏死时，GDH 增高比其他指标敏感。

b. 慢性肝炎、肝硬化

GDH 升高较明显。慢性肝炎时 GDH 升高可达参考值上限的 4 ~ 5 倍，肝硬化时升高 2 倍以上。

c. 急性肝炎

急性肝炎弥漫性炎症期无并发症时，GDH 向细胞外释放较少，其升高程度不如 ALT 升高明显。GDH 升高反映肝小叶中央区坏死，而 ALT 主要分布于肝小叶周边部。

d. 肝癌、阻塞性黄疸时 GDH 活力正常。

⑤胆碱酯酶检测

胆碱酯酶（ChE）分为乙酰胆碱酯酶（AChE）和假性胆碱酯酶（PChE）。AChE 主要存在于红细胞、肺脏、脑组织、交感神经节中，其主要作用是水解乙酰胆碱；PChE 是一种糖蛋白，由肝脏粗面内质网合成，主要存在于血清或血浆中。检测血清 ChE 主要用于诊断肝脏疾病和有机磷中毒等。

【参考值】

PChE：30 000 ~ 80 000 U/L

AChE：80 000 ~ 120 000 U/L

【临床意义】

a. ChE 活性增高

ChE 活性增高主要见于肾脏疾病、肥胖、脂肪肝、甲状腺功能亢进症等，也可见于精神分裂症、溶血性贫血、巨幼细胞性贫血等。

b. ChE 活性减低

有机磷中毒：含有有机磷的杀虫剂能抑制 ChE，使之减低，且临床上常以 PChE 活性作为有机磷中毒的诊断和监测指标。ChE 活性低于参考值的 50% ~ 70% 为轻度中毒；30% ~ 50% 为中度中毒；小于 30% 为重度中毒。

肝脏疾病：ChE 减低程度与肝脏实质损伤成正比，多见于慢性肝炎、肝硬化和肝癌。如果 ChE 持续减低提示预后不良。

其他：恶性肿瘤、营养不良、恶性贫血、口服雌激素或避孕药等也可使 ChE 活性减低。

73. 病毒性肝炎标志物检测的主要内容有哪些？

病毒性肝炎主要有 7 型，即甲型（HA）、乙型（HB）、丙型（HC）、丁型（HD）、戊型（HE）、庚型（HG）、输血传播病毒性肝炎（TTV），它们分别由肝炎病毒甲型（HAV）、乙型（HBV）、丙型（HCV）、丁型（HDV）和戊型（HEV）、庚型（HGV）、输血传播病毒（TTV）所引起。肝炎病毒标志物主要包括各型肝炎病毒相关抗原、抗体及核酸。

74. 甲型肝炎病毒的检测内容及意义是什么？

（1）甲型肝炎病毒抗原和 RNA 测定

【参考值】ELISA 和 RIA 法：阴性

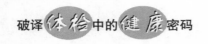

【临床意义】

HAVAg 阳性：见于 70.6%~87.5% 的甲肝患者。HAVAg 于发病前两周可从粪中排出，粪便中 HAV 或 HAV 抗原检测可作为急性感染的证据。

HAV-RNA 阳性：对早期诊断具有特异性，可检测粪便排毒情况和污染的水源与食物，利于及时监测与预防甲肝。

（2）**甲型肝炎病毒抗体测定**

【参考值】ELISA 法：IgM 和 IgG 均阴性，IgG 阳性可见于感染后的人群。

【临床意义】IgM 阳性是特异性早期诊断指标，提示 HAV 感染期；IgG 阳性出现于恢复期且持久存在，是获得免疫力的标志，提示既往感染，可作为流行病学调查的指标。

75. 乙型肝炎病毒的检测内容及意义是什么？

（1）**乙型肝炎病毒表面抗原测定**

乙型肝炎病毒表面抗原（HBsAg）是 HBV 中 Dane 颗粒外层的脂蛋白囊膜。

【参考值】ELISA 法：阴性；RIA 法：阴性；反向间接血凝法（RPHA）：阴性。

【临床意义】阳性见于急性乙肝潜伏期；发病后 3 个月不转阴，则易发展成慢性乙型肝炎。携带者 HBsAg 也呈阳性。HBsAg 本身不具传染性，但因其常与 HBV 同时存在，常被作为传染性标志之一。

（2）**乙型肝炎表面抗体测定**

乙型肝炎病毒表面抗体（抗-HBs）对 HBsAg 有一定中和作用。

【参考值】ELISA 和 RIA 法：阴性。

【临床意义】抗-HBs 是保护性抗体，提示机体有一定免疫力，一般在发病后 3~6 个月才出现，可持续多年。注射过乙型肝炎疫苗或抗-HBs 免疫球蛋白者，抗-HBs 可呈现阳性反应。

（3）**乙型肝炎病毒 e 抗原测定**

乙型肝炎病毒 e 抗原（HBeAg）为一种可溶性蛋白质，游离存在于血中。

【参考值】ELISA 和 RIA 法：阴性。

【临床意义】HBeAg 阳性表明乙型肝炎处于活动期，提示 HBV 在体内复制，传染性较强；HBeAg 持续阳性，表明肝细胞损害较重，且可转为慢性乙型肝炎。如转为阴性，表示病毒停止复制。

（4）乙型肝炎病毒 e 抗体测定

乙型肝炎病毒 e 抗体（抗-HBe）常继 HBeAg 后出现于血液中。

【参考值】ELISA 和 RIA 法：阴性。

【临床意义】急性期即出现阳性者易进展为慢性乙型肝炎；抗-HBe 阳性表示大部分乙肝病毒被消除，复制减少，传染性减低，但并非无传染性。

（5）乙型肝炎病毒核心抗原测定

乙型肝炎病毒核心抗原（HBcAg）一般情况下在血液中不易监测到游离态。

【参考值】ELISA 和 RIA 法：阴性。

【临床意义】HBcAg 阳性，提示病人血清中有感染性的 HBV 存在，其含量较多，表示复制活跃，传染性强，预后较差。

（6）乙型肝炎病毒核心抗体测定

乙型肝炎病毒核心抗体（抗-HBc）可分为 IgM、IgG 和 IgA 三型。

抗-HBc 总抗体

【参考值】ELISA 和 RIA 法：阴性。

【临床意义】抗-HBc 总抗体主要反映的是抗-HBc IgG，其检出率比 HBsAg 更敏感，可作为 HBsAg 阴性的 HBV 感染的敏感指标；也可用于乙型肝炎疫苗和血液制品的安全性鉴定和献血员的筛选。抗-HBc IgG 对机体无保护作用，其阳性可持续数十年甚至终身。

抗-HBc IgM 测定

【参考值】ELISA 和 RIA 法：阴性。

【临床意义】IgM 既是乙型肝炎近期感染指标，也是 HBV 在体内持续复制的指标，并提示病人血液有传染性；IgM 转阴，预示乙型肝炎逐渐恢复；抗-HBc IgM 转阳，预示乙型肝炎复发。

抗-HBc IgG 测定

【参考值】ELISA 和 RIA 法：阴性。

【临床意义】IgG 是在发病后 1 个月左右升高，可持续终身。它是 HBV 既往感染的指标，不是早期诊断指标，常用于乙型肝炎流行病学调查。

（7）乙型肝炎病毒表面抗原蛋白前 S2 和前 S2 抗体测定

乙型肝炎病毒表面抗原蛋白前 S2（Pre-S2）是 HBV 表面蛋白成分，为 HBV 侵入肝细胞的主要结构成分；乙型肝炎病毒表面抗原蛋白前 S2 抗体（抗 Pre-S2）是 HBV 的中和抗体。

【参考值】ELISA 和 RIA 法：阴性。

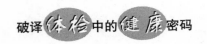

【临床意义】Pre-S2 阳性提示 HBV 复制异常活跃，有传染性；抗 Pre-S2 阳性见于乙肝急性期及恢复早期，提示 HBV 已被清除，预后较好。

(8) 乙型肝炎病毒 DNA 测定

乙型肝炎病毒 DNA（HBV-DNA）是乙型肝炎的直接诊断依据。

【参考值】斑点杂交试验和 PCR 法：阴性。

【临床意义】DNA 阳性是诊断乙型肝炎的佐证，表明 HBV 复制及有传染性。

76. 丙型肝炎病毒的检测内容及意义是什么？

临床上诊断丙型肝炎病毒（HCV）感染的主要依据为正股 HCV-RNA、抗-HCV IgM 和抗-HCV IgG 测定。

(1) 丙型肝炎病毒 RNA 测定

【参考值】斑点杂交试验和 RT-PCR 法：阴性。

【临床意义】有助于 HCV 感染的早期诊断；HCV-RNA 阳性提示 HCV 复制活跃，传染性强；转阴提示 HCV 复制受抑，预后较好。连续观察 HCV-RNA，结合抗-HCV 的动态变化，可作为丙肝的预后判断和干扰素等药物疗效的评价指标。

(2) 丙型肝炎病毒抗体 IgM 和 IgG 测定

【参考值】ELISA 和 RIA 法：阴性。

【临床意义】IgM 主要用于早期诊断，持续阳性常可作为转为慢性肝炎的指标，或提示病毒持续存在并有复制；IgG 阳性表明已有 HCV 感染，但不能作为感染的早期指标。

77. 丁型肝炎病毒的检测内容及意义是什么？

丁型肝炎病毒（HDV）是一种缺陷病毒，需 HBV 或其他嗜肝病毒的辅助才能复制和传播。

(1) 丁型肝炎病毒抗原和抗体测定

【参考值】IFA、ELISA 和 RIA 法：阴性。

【临床意义】抗原检测：HDVAg 出现较早，但仅持续 1～2 周。HDVAg 与 HBsAg 同时阳性，表示丁型和乙型肝炎病毒同时感染，患者可迅速发展为慢性或急性重症肝炎。抗体检测：IgG 阳性：只能在 HBsAg 阳性的血清中测得，是诊断丁型肝炎的可靠指标，即使 HDV 感染终止后仍可保持多年。IgM 出现较早，一般持续 2～20 周，可用于丁型肝炎早期诊断。

（2）**丁型肝炎病毒 RNA 测定**

【参考值】RT-PCR 法：阴性。

【临床意义】HDV-RNA 阳性可明确诊断为丁型肝炎。

78. 戊型肝炎病毒的检测内容及意义是什么？

戊型肝炎病毒（HEV）的诊断主要是用 RT-PCR 法检测血清 HEV-RNA 和用 ELISA 法检测抗-HEV IgG 和 IgM。

（1）**戊型肝炎病毒抗体测定**

【参考值】ELISA 和 RIA 法：阴性。

【临床意义】IgM 持续的时间较短，可作为急性感染的诊断指标；凡戊型肝炎恢复期 IgG 效价超过或等于急性期 4 倍者，提示 HEV 新近感染，有临床诊断意义。

（2）**戊型肝炎病毒 RNA 测定**

【参考值】RT-PCR 法：阴性。

【临床意义】早期诊断感染；对抗体检测结果进行确诊；判断病人排毒期限；分子流行病学研究。

79. 庚型肝炎病毒的检测内容及意义是什么？

庚型肝炎病毒（HGV）与 GBV-C 极相似，二者是黄病毒家族的不同分离株。

（1）**庚型肝炎病毒抗体测定**

【参考值】ELISA 和 RIA 法：阴性。

【临床意义】抗体阳性表示曾感染过 HGV，多见于输血后肝炎或使用血液制品引起 HGV 合并 HCV 感染的患者。但是，目前 HGV 感染的血清学检测方法还不成熟。

（2）**庚型肝炎病毒 RNA 测定**

【参考值】RT-PCR 法：阴性。

【临床意义】RNA 阳性表明有 HGV 存在。

（3）**输血传播病毒检测**

输血传播病毒（TTV）是非囊膜单股环状 DNA 病毒。对 TTV 病毒的检测目前主要依靠 PCR 技术，ELISA 方法仍处于研究阶段。

【参考值】PCR 法：阴性。

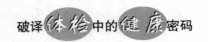

【临床意义】TTV-DNA 阳性表明有 TTV 存在，但普通人群中 TTV 阳性率较高，国内献血员阳性率报道为 11% ~ 15%，无症状 TTV 携带者较多，又由于 TTV 基因异源性较高，导致 PCR 法的阳性率较高。因此尚不能全面了解 TTV 的临床和流行病学特征。

七、传染性疾病

80. 艾滋病病毒抗体检测的意义是什么？

艾滋病病毒简称 HIV，是一种能攻击人体免疫系统的病毒。它把人体免疫系统中最重要的 T4 淋巴细胞作为攻击目标，大量吞噬、破坏 T4 淋巴细胞，从而破坏人的免疫系统，最终使免疫系统崩溃，使人体因丧失对各种疾病的抵抗能力而发病并死亡。艾滋病病毒抗体检测，是通过实验室检查人体是否感染了 HIV 抗体。主要有酶联免疫吸附试验（ELISA）和免疫荧光试验（IFA）以及化学发光法。ELISA 用去污剂裂解 HIV 或感染细胞液提取物作抗原，IFA 用感染细胞涂片作抗原进行抗体检测，酶联免疫吸附分析（ELISA）方法有一定的灵敏度，且操作简单、快速，适合对大量样品的检测。因此，是目前临床通用的初筛检测方法。

81. 如何看懂艾滋病病毒抗体检测的结果？

【参考值】ELISA：阴性。

【临床意义】

抗 HIV 抗体阳性提示：

①感染了 HIV，可作为传染源将 HIV 传播他人。

②抗 HIV 阳性者（18 个月的婴儿除外），5 年之内将有 10% ~30% 的人发展为艾滋病。

82. 梅毒螺旋体抗体检测的意义是什么？

梅毒属于一种性传播疾病，由梅毒螺旋体（TP）引起，传病后病程漫长，早期侵犯生殖器和皮肤，晚期侵犯全身各器官，并出现多种多样的症状和体征，病变几乎累及全身各个器官。梅毒螺旋体感染人体后出现两种抗体：一种是特异性抗体（TPHA），为 lgM。当在补体存在和厌氧条件下，对活螺旋体的动力有抑制作用，并可将螺旋体杀死或溶解，对机体的再感染有保护作用。另一类是非特异性抗体（快速血浆反应素 RPR）。TPHA 检测特异性强，灵敏度高。主要检测方法有酶联免疫吸附试验（ELISA）、免疫印迹法和金标记免疫层析法。

83. 如何看懂梅毒螺旋体抗体检测的结果？

【参考值】ELISA、免疫印迹法和金标记免疫层析法：阴性。

【临床意义】梅毒螺旋体抗体的检测是临床诊断梅毒的重要依据。梅毒螺旋体特异性抗体（TPHA）一旦产生，终生是阳性的。

八、优生优育

84. 优生四项（TORCH）检测的意义是什么？

优生四项（TORCH）是指可导致先天性宫内感染及围产期感染而引起围产儿畸形的病原体，它是一组病原微生物的英文名称缩写，其中 To（Toxopasma）是弓形虫，R（Rubella. Virus）是风疹病毒，C（Cytomegalo. Virus）是巨细胞，H（Herpes. Virus）是单纯疱疹 I/II 型。

孕妇若被其中任何一种病毒感染后，自身症状轻微，甚至无症状，但可垂直传播给胎儿，造成宫内感染，使胚胎和胎儿呈现严重的症状和体征，甚至导致流产、死胎、死产，即使出生后幸存，也可能遗留中枢神经系统障碍等严重先天缺陷。

TORCH 检测包括 IgM 与 IgG 两种抗体。

85. 如何看懂 TORCH 血清学检测报告单？

TORCH 感染后，患者特异性抗体 IgM、IgG 可迅速升高，IgM 出现早，可持续 6～12 周，而 IgG 出现晚，但可维持终生。因此，我们常把 IgG 阳性看作是既往感染，而 IgM 阳性则作为初次感染的诊断指标。

（1）IgG 阳性 IgM 阴性

曾经感染过这种病毒，或接种过疫苗，并且已产生免疫力，胎宝宝感染的可能性很小。

（2）IgG 阴性 IgM 阴性

表明孕妇为易感人群。妊娠期最好重复 IgG 检查，观察是否阳转。

（3）IgG 阳性 IgM 阳性

表明孕妇可能为原发性感染或再感染。可借 IgG 亲和试验加以鉴别。

（4）IgG 阴性 IgM 阳性

近期感染过，或为急性感染；也可能是其他干扰因素造成的 IgM 假阳性。需两周后复查，如 IgG 阳转，为急性感染，否则判断为假阳性。

86. 何时进行优生四项（TORCH）检查?

孕前 TORCH 的检测就是要了解妇女对这几种病毒的免疫状况，是否需接种风疹疫苗或是否对其他病毒具有一定的免疫力，从而指导孕前妇女怀孕的时间及注意事项，达到优生的目的。优生四项可早期发现孕妇感染后，胎儿是否感染，并有针对性接受治疗或终止妊娠。检查时间最好在孕前或怀孕 12 周以内。

87. 雌激素水平相关血液检查的内容与意义是什么?

		卵泡刺激素 FSH（单位：IU/L）	黄体生成素 LH（单位：IU/L）	雌二醇 E2（单位：IU/L）	孕酮 P 单位：nmol/L（ng/dl）	睾酮 T 单位：nmol/L（ng/dl）	催乳激素 PRL（单位：IU/L）
男		1.55 ~ 12.41	1.7 ~ 8.5	28 ~ 156	0.66 ~ 4.89 (0.21 ~ 1.54)	20 ~ 49 岁：4.56 ~ 28.2 (131.3 ~ 812.2) >50 岁：2.49 ~ 21.6 (71.7 ~ 622.1)	78 ~ 380
女	卵泡期	1.98 ~ 11.6	2.58 ~ 12.1	46 ~ 607	0.6 ~ 4.7 (0.19 ~ 1.48)	0.20 ~ 2.86 (5.76 ~ 82.4)	64 ~ 395
	排卵期	4.7 ~ 21.5	14.0 ~ 95.5	315 ~ 1828	1.4 ~ 9.4 (0.44 ~ 2.96)		
	黄体期	1.38 ~ 9.58	0.83 ~ 15.5	160 ~ 774	4.53 ~ 86.0 (1.42 ~ 27.05)		
	绝经期	21.5 ~ 131.0	13.1 ~ 86.5	19.7 ~ 141.0	0.30 ~ 3.31 (0.0 ~ 1.049)		

在月经周期的不同时间内采血，雌激素水平会有变化。因此，解读雌激素水平的血液指标结果一定要与采血时间联系来看。另外，参考值范围也会因为检测方法、仪器、试剂等不同而有区别。

（1）**卵泡刺激素**（FSH）

升高：可见于垂体促性腺激素细胞腺瘤、卵巢功能早衰、性腺发育不全、原发性闭经、原发性性功能减退、真性卵巢发育不全、真性性早熟儿童等。

降低：可见于垂体性闭经、下丘脑性闭经、假性性早熟儿童等。

（2）**黄体生成激素**（LH）

升高：同卵泡刺激素。

降低：同卵泡刺激素。

黄体生成激素和卵泡刺激素检查常安排同时进行。

（3）**雌二醇**（E2）

雌二醇是检查丘脑下部–垂体–生殖腺轴功能的指标之一，主要应用于青春期前内分泌疾病的鉴别诊断和闭经或月经异常时对卵巢功能的评价，也是男性睾丸或肝脏肿瘤的诊断指标。

肾上腺皮质增生或肿瘤时，E2 水平异常增高；卵巢肿瘤、原发性或继发性性早熟、无排卵功能性子宫出血、男性女性化、多胎妊娠、肝硬化、系统性红斑狼疮、冠心病、心绞痛、心肌梗死等病患者 E2 水平均见升高。

肥胖男性 E2 水平较高，男性吸烟者明显高于非吸烟者。

下丘脑病变、垂体前叶功能减退、闭经、卵巢肿瘤、绝经期、皮质醇增多症等 E2 水平降低；无脑儿、妊娠期吸烟妇女 E2 水平显著降低；重症妊娠高血压综合征时往往降低。

孕期中 E2 水平特别低，提示有胎儿子宫内死亡的可能。

（4）**孕酮**（P）

增高：可见于葡萄胎、糖尿病孕妇、多发性排卵、多胎妊娠、原发性高血压、卵巢脂肪样瘤。

降低：可见于排卵障碍、卵巢功能减退、先兆流产、黄体功能不全、胎儿发育迟缓、死胎、严重的妊娠高血压综合征等。

（5）**睾酮**（T）

分泌过多：见于睾丸良性间质细胞瘤（升高幅度可达 100 倍）、先天性肾上腺皮质增生、真性性早熟、男性假两性畸形、女性皮质醇增多症、女性男性化肿瘤、女性特发性多毛、多囊卵巢综合征、睾丸女性化综合征等；中晚期孕妇睾酮

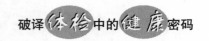

均可增加，肥胖者可稍有增加。

分泌不足：因垂体病变致促性腺激素减少，手术感染等因素造成睾丸功能低下时睾酮分泌也减少；此外，男性性功能低下、原发性睾丸发育不全性幼稚、阳痿、甲减、高催乳素血症、部分男性乳腺发育、肝硬化、慢性肾功能不全等，睾酮分泌减少。

（6）催乳激素（PRL）

升高：见于原发性甲状腺功能减退、肾上腺功能减退、肝病、肾病等；原发性性功能减退、男性乳房发育症等。女性常伴有闭经泌乳、性功能下降、月经不调等症状；患催乳激素瘤的男性中，90%以上性功能低下。因此，对于无生育能力的妇女和男性性功能低下者，应该检查一下催乳激素。手术创伤、烧伤等皮肤和周围神经损伤，子宫切除、精神创伤等也可使催乳激素升高。

减低：可见于垂体前叶功能减退，如席汉综合征，部分药物也可使PRL减低，如降钙素、左旋多巴、去甲肾上腺素等。

九、肾功能

88. 肾功能检查的意义是什么？

现代医学上的肾脏功能主要包括两个方面，一是过滤和排泄功能，二是内分泌功能。过滤和排泄功能是指将水分、代谢产物和废物进行过滤和排泄，保留体内所需物质（如蛋白质、氨基酸、葡萄糖等），以维持体内水、电解质、渗透压和酸碱平衡。此外，肾还可制造若干重要的生物活性物质，如肾素、促红细胞生成素和1，25-二羟维生素D_3等，用来调节血压、钙代谢和造血。肾的这些功能主要依赖于肾小球的滤过功能和肾小管的重吸收与分泌功能来完成。很多肾病起病较隐匿，早期无明显症状。肾功能试验能反映病人的肾功能状况，并对肾脏受损部位提供有价值的证据。

89. 肾功能检测前的注意事项有哪些？

（1）检查前忌大量饮酒、劳累、过量进食肉类，要清淡饮食。
（2）注意休息，并避免剧烈运动。

90. 如何看懂肾功能检测结果?

（1）血清肌酐（Cr）

【正常参考值】男性 53 ~ 106 μmol/L，女性 44 ~ 97 μmol/L。

血肌酐增高见于各种原因引起的肾小球滤过功能减退：①急性肾功能衰竭：血肌酐明显的、进行性的升高为器质性损害的指标，可伴少尿或无尿；②慢性肾功能衰竭：血肌酐升高程度与病变严重性一致，在肾功能衰竭代偿期，血肌酐<178 μmol/L；在肾功能衰竭失代偿期，血肌酐>178 μmol/L，在肾功能衰竭期，血肌酐明显升高，大于 445 μmol/L。老年人、肌肉消瘦者血肌酐可能偏低，因此一旦血肌酐上升，就要警惕肾功能减退。

（2）血清尿素氮（BUN）

【正常参考值】成人 3.2 ~ 7.1 μmol/L，婴儿、儿童 1.8 ~ 6.5 μmol/L。

尿素氮增高见于以下情况：①各种原发性肾小球肾炎、肾盂肾炎、间质性肾炎、肾肿瘤、多囊肾等所致的慢性肾功能衰竭；②急性肾功能衰竭肾功能轻度受损时，尿素氮可无变化，只有在肾脏滤过功能下降 50% 以上时，BUN 才升高，因此 BUN 测定不能作为早期肾功能指标。但对慢性肾功能衰竭，尤其是尿毒症病人来说，BUN 升高程度与病情严重性一致。凡是引起尿量显著减少或尿闭的疾病，如脱水、水肿、腹水、循环功能衰竭、尿路结石或前列腺肿大引起的尿路梗阻等，都可以引起血液中 BUN 升高。体内蛋白质分解过多如急性传染病、上消化道出血、大面积烧伤、大手术后和甲状腺功能亢进等，血液中 BUN 可以升高，但是其他的肾功能试验结果一般均正常。BUN/Cr（以 mg/dl 为单位）的临床意义较大，在肾功能衰竭时，BUN 与 Cr 同时增高，BUN/Cr≤10：1；由于脱水、水肿、腹水、循环功能衰竭、尿路结石或前列腺肿大等引起的肾脏功能衰竭，往往 BUN 较快上升，但 Cr 不相应上升，此时 BUN/Cr>10：1。

（3）血清尿酸（UA）

【正常参考值】男性 268 ~ 488 mmol/L，女性 178 ~ 387 mmol/L。

尿酸增高主要见于原发性痛风、各种慢性肾脏疾病及肾功能衰竭，如多囊肾、止痛剂肾病等。肾功能不全至尿毒症期肌酐清除率<15 毫升/分时，血尿酸升高的程度不如血肌酐升高明显，此时尿酸升高程度与肾功能损害程度不平行。此外，非肾脏疾病 UA 升高见于白血病、恶性肿瘤、多发性骨髓瘤、真性红细胞增多症等；应用噻嗪类利尿剂等药后，可抑制肾小管排泄尿酸，也可使血尿

酸增高；长期禁食和糖尿病致血酮体升高，可以竞争抑制近端小管尿酸的排泄，可使血尿酸增加；子痫病人可因妊娠高血压、血管痉挛，使肾血流量减少，尿酸排泄障碍，血中 UA 含量增高，还可以由于胎盘缺氧、糖酵解增强，血中乳酸增高，可竞争抑制近端小管尿酸的排泄，致血中尿酸增高。研究表明，尿酸高的人也更易得冠心病。

需要指出的是正常肾脏具有非常强大的储备能力，当肾脏损失未达到显著程度时，实验室指标仍然正常。肾功能检查正常不能完全排除肾脏器质性损害。肾脏功能指标的判断要注意肾外因素的影响，如心功能不全、水肿、药物等。必要时要结合其他检查项目综合分析，做出正确判断。

十、心脏相关指标

91. 心脏相关血液检查指标的意义是什么？

心脏标志物是指具有诊断心脏损伤和心肌微小损伤的心肌标志物，它们存在于人的血液中，常用的主要有心肌酶，包括肌酸激酶（CK）及同工酶（CKMB）、谷草转氨酶（GOT/AST）、乳酸脱氢酶（LDH）、羟丁酸脱氢酶（HDBD）、肌红蛋白、肌钙蛋白等。近年来把具有预测心脏疾病尤其是冠心病的危险因子作为心脏标志物，如外周血单核细胞数、高密度脂蛋白与低密度脂蛋白比值、肺炎衣原体抗体、血栓前体蛋白、纤维蛋白原等。这些项目对评价心肌损伤情况非常重要。尤其是对患有冠心病、高血压、心肌炎、心肌病、肺心病、心功能不全的病人，中老年人也不应忽略这个项目。

92. 心脏标志物检查前的注意事项有哪些？

（1）剧烈活动，如长跑后心肌酶部分指标会升高，故化验前三天应避免此类运动。

（2）大量饮酒后心肌酶谱中部分指标会升高，因此检查前一周要避免酗酒。

93. 如何看懂心脏标志物检查的结果？

（1）肌酸激酶（CK）、肌酸激酶同工酶（CKMB）、谷草转氨酶（GOT/AST）、乳酸脱氢酶（LDH）、羟丁酸脱氢酶（HDBD）升高

主要用于心肌梗死的诊断，对心肌炎也有较好的诊断意义，对其他原因引起的心肌损伤敏感性较低，心绞痛一般不会升高。CKMB 在心肌受损时出现异常更早些，更敏感些，如急性心肌梗塞 5~8 小时就可升高，24 小时达到高峰，3~4 天可恢复正常水平。而肌酸激酶（CK）、谷草转氨酶（GOT/AST）、乳酸脱氢酶（LDH）、羟丁酸脱氢酶（HDBD）升高较晚，特异性也较差，除了在心肌损伤时升高外，其他部位的肌肉损伤也可以升高，比如强烈的运动引起的肌肉损伤、肌肉炎症等。谷草转氨酶、乳酸脱氢酶两项在有肝脏炎症、胆道疾病等情况下也可以升高，尤其是乳酸脱氢酶单项升高，有时还可以提示癌症可能，需要进一步检查。

（2）肌红蛋白、肌钙蛋白

这两个项目，特异性和敏感性都较好，而且可以在发病初期就检测出来。在急性心肌梗死发生（即胸痛发作）1.5~2 小时的时候，血液中就可以检测出肌红蛋白升高，在 4~6 小时达高峰，因此，该项目特别适合于早期诊断心肌梗死。又由于该项目的敏感性很高，对微小的心肌损伤即可检测出来，因此它对于心肌炎、高血压心肌损伤、心力衰竭、肺心病心肌损伤等都有较好的诊断价值。肌钙蛋白在心肌梗死后出现在血液中的时间较肌红蛋白晚，约在胸痛发生后 3~6 小时出现，但它是心肌损伤特异性最高的项目，所以其具有决定性诊断价值。与肌红蛋白一样对其他原因或疾病引起的心肌损伤均有诊断意义，不过，肌钙蛋白在血液中持续的时间较长，因此，它对发病时间较长的病人来说，该项检查更有价值。

（3）高敏感 C 反应蛋白（hsCRP）

hsCRP 并不像 CK、CKMB、肌钙蛋白、肌红蛋白是正常心肌的组成部分，有很高的特异性，但它是冠心病、心绞痛、急性心肌梗死发病率以及病死率的独立预后指标，联合肌钙蛋白可以对其危险度进行评估。研究发现，hsCRP 较高组的人群将来患冠心病的危险度比 hsCRP 较低组增加 2.6 倍。hsCRP 对冠心病危险度的评估价值高于甘油三酯、低密度脂蛋白胆固醇、高密度脂蛋白胆固醇、脂蛋白（a）、同型半胱氨酸、载脂蛋白 A 和载脂蛋白 B 等指标。由此看来，hsCRP 作为一项常规的体检指标的临床意义较大。一般来说，hsCRP>3 毫克/升的人，应当给予必要的早期预防性治疗或行为指导。

十一、肿瘤标志物

94. 肿瘤血液标志物的定义是什么？

肿瘤是全球医学界共同关注的热点问题。目前，肿瘤治疗方法与技术虽然取

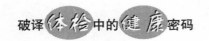

得了长足进步，但攻克肿瘤还是难题。毫无疑问的是，肿瘤的早期发现、早期诊断、早期治疗是决定肿瘤预后的关键。

肿瘤标志物（Tumor Marker）在肿瘤筛查、诊断、判断预后和转归、评价治疗疗效和高危人群随访观察等方面都具有较大的实用价值。肿瘤标志物主要是指癌细胞分泌或脱落到体液或组织中的物质，或是宿主对体内新生物反应而产生并进入到体液或组织中的物质。这些物质有的不存在于正常人体内，只见于胚胎中，有的在肿瘤病人体内含量超过正常人体内含量。通过测定其是否存在或含量可辅助诊断肿瘤、分析病程、指导治疗、监测复发或转移、判断预后，这类肿瘤标志物称为体液肿瘤标志物。随着分子生物学技术的发展，从分子水平发现基因结构或功能的改变以及具有一定生物学功能的基因产物的非正常表达均与肿瘤的发生、发展密切相关，所以测定癌基因、抑癌基因及其产物也属肿瘤标志物之列。由于这些物质存在于细胞膜上或细胞内，如激素受体、生长因子受体、白血病表型、分子基因等，故把这类物质称为细胞肿瘤标志物。由于肿瘤发生、发展的原因至今不明，因此，肿瘤标志物的定义还有待于进一步的完善。

95. 常用的肿瘤血液标志物检查有哪些？

首先要明白，至今为止，尚无一种"理想"的肿瘤标志物。由于肿瘤基因的复杂性，没有一种肿瘤是单一类型的，故发现"理想"的肿瘤标志物就十分困难。

目前肿瘤标志物用于临床诊断的有许多种，有癌胚抗原类、酶类、激素类、糖蛋白类、癌基因类和细胞表面肿瘤抗原类等6大类。前4类称为血清肿瘤标志物，后两类称细胞肿瘤标志物，目前大都已可用于临床检测，这里着重介绍一些常用的、通过血液检测到的肿瘤标志物，关于肿瘤易感基因的检测见后面的第十二章。

（1）甲胎蛋白（AFP）

【正常参考值】0～20 ng/ml

【临床意义】AFP是早期诊断原发性肝癌最敏感、最特异的指标，适用于大规模普查，如果成人血AFP值升高，则表示有患肝癌的可能。

①AFP含量显著升高一般提示原发性肝细胞癌，70%～95%患者的AFP升高，越是晚期，AFP含量越高，但阴性并不能排除原发性肝癌。AFP水平在一定程度上反映肿瘤的大小，其动态变化与病情有一定的关系，是显示治疗效果和预后判断的一项敏感指标。AFP值异常高者一般提示预后不佳，其含量上升则提示

病情恶化。通常手术切除肝癌后 2 个月，AFP 值应降至 20 ng/ml 以下，若降得不多或降又复升，提示切除不彻底或有复发、转移的可能。在转移性肝癌中，AFP 值一般低于 350～400 ng/ml。

②妇产科的生殖腺胚胎癌、卵巢内胚窦癌 AFP 也会明显升高。AFP 中度升高也常见于酒精性肝硬化、急性肝炎以及 HBsAg 携带者。某些消化道癌也会出现 AFP 升高的现象。孕妇血清或羊水 AFP 升高提示胎儿脊柱裂、无脑症或多胎；AFP 降低（结合孕妇年龄）提示未出生的婴儿有 21—三体综合征的危险性。

（2）癌胚抗原（CEA）

【正常参考值】0.1～5 ng/ml

【临床意义】CEA 是一种酸性糖蛋白，胚胎期在小肠、肝脏、胰腺合成，成人血清含量极低。异常升高见于结肠癌、胰腺癌、胃癌、肺癌和乳腺癌。

（3）糖蛋白抗原 CA50

【正常参考值】0.1～20 U/ml

【临床意义】是一种唾液酸酯和唾液酸糖蛋白，异常升高见于肺癌、肝癌、胃癌、卵巢或子宫颈癌、胰腺癌或胆管癌、直肠癌、膀胱癌。

（4）糖蛋白抗原 CA125

【正常参考值】0.1～35 U/ml

【临床意义】是一种广谱的标志物。异常升高见于卵巢癌、胰腺癌、肺癌，其他非妇科肿瘤皆有不同程度的升高，但作为卵巢癌的辅助诊断是个重要的标志物，且与病程有关。CA125 升高也可见于多种妇科良性疾病，如卵巢囊肿、子宫内膜病、宫颈炎及子宫肌瘤，还有胃肠道癌、肝硬化、肝炎等。

（5）糖蛋白抗原 CA15-3

【正常参考值】0.1～40 U/ml

【临床意义】是乳腺细胞上皮表面糖蛋白的变异体，异常升高见于乳腺癌、肝细胞癌、肺癌等患者。

（6）糖蛋白抗原 CA19-9

【正常参考值】0.1～37 U/ml

【临床意义】是一种类黏蛋白的糖蛋白成分，异常升高可见于胰腺癌、结肠癌、肝癌、胃癌、胆囊癌、肺癌、乳腺癌。

（7）糖蛋白抗原 CA549

【正常参考值】0.1～11 U/ml

【临床意义】异常升高可见于乳腺癌、卵巢癌、前列腺癌、肺癌患者。

（8）糖蛋白抗原 CA72-4

【正常参考值】0.1 ~ 6 U/ml

【临床意义】是一种高分子量糖蛋白，异常升高可见于各种消化道肿瘤、卵巢癌。对于胃癌的检测特异性较高，如与 CA19-9 同时检测，阳性率可达 56%。

（9）鳞状细胞相关抗原（SCC）

【正常参考值】0 ~ 1.5 μg/L

【临床意义】异常升高可见于宫颈鳞癌、宫颈腺癌、肺鳞癌、食道鳞状上皮癌、口腔鳞状上皮癌。

（10）糖蛋白抗原 CA242

【正常参考值】0 ~ 17 U/ml

【临床意义】是一种黏蛋白型糖抗原，可作为胰腺癌和结肠癌较好的肿瘤标志物，其灵敏度与 CA19-9 相仿，但特异性、诊断效率则优于 CA19-9。

（11）细胞角蛋白 19（CK19）

【正常参考值】0 ~ 2.2 μg/L

【临床意义】细胞角蛋白是细胞体的中间丝，根据其分子量和等电点不同可分为 20 种不同类型，其中细胞角蛋白 19 在肺癌诊断中有很大价值，是小细胞肺癌的重要标志物。细胞角蛋白 19 与 CEA 联合应用，诊断非小细胞肺癌符合率已可达到 78%。

（12）铁蛋白 Ferritin

【正常参考值】男性：30 ~ 400 μg/L

女性：13 ~ 150 μg/L

【临床意义】是一种铁结合蛋白，存在于各种组织。病理状态下，释放到血液，检测值增加。不是肿瘤特异的标志，在多种癌症患者血中均有不同程度的阳性率，肝癌患者的阳性率在 70% 以上，所以可辅助肝癌诊断。此外，在进展性乳腺癌中铁蛋白水平也有显著升高，且与病程有关。

（13）前列腺特异性抗原（PSA）

【正常参考值】0 ~ 4 μg/L

【临床意义】PSA 是目前诊断前列腺癌最敏感的指标，可用于前列腺癌的早期诊断、监测治疗及预测复发。PSA 是由前列腺上皮细胞产生的一种大分子糖蛋白，正常值有随年龄增长的趋势。<50 岁者一般低于 4.0 μg/L，50 ~ 55 岁为 4.4 μg/L，60 ~ 69 岁为 6.8 μg/L，>70 岁可达 7.7 μg/L，异常升高预示有患前列腺癌的可能。

在体检中检测 PSA 时，会包括 3 个数值：总前列腺特异性抗原（TPSA）、游离前列腺特异性抗原（FPSA）和 FPSA/TPSA 比值。近年研究表明，FPSA 水平在血清中不稳定，FPSA/TPSA 比值分布较离散，其结果与前列腺癌的相关性不显著，难以根据 FPSA/TPSA 比值来筛查和诊断前列腺癌。因此，在前列腺癌的初筛中，TPSA 的作用尤其重要。

（14）总前列腺特异性抗原（TPSA）

【正常参考值】0.01 ~ 4.0 ng/ml

TPSA 是前列腺癌的特异性标志物，也是目前公认的唯一具有器官特异性的肿瘤标志物。血清 TPSA 升高一般提示前列腺存在病变（前列腺炎、良性增生或癌症）。血清 TPSA 是检测和早期发现前列腺癌最重要的指标之一，血清 TPSA 定量的阳性临界值为大于 10 ng/ml，前列腺癌的诊断特异性达 90% ~ 97%。TPSA 也可用于高危人群前列腺癌的筛选与早期诊断，是第一个由美国癌症协会推荐用于筛查 50 岁以上男性前列腺癌的肿瘤标志物。

TPSA 测定还可用于监测前列腺癌患者或接受激素治疗患者的病情及疗效，90% 前列腺癌术后患者的血清 TPSA 值可降至不能检出的痕量水平，若术后血清 TPSA 值升高，提示有残存肿瘤。放疗后疗效显著者，50% 以上患者在 2 个月内血清 TPSA 降至正常范围内。

（15）神经原特异性烯醇化酶（NSE）

【正常参考值】0 ~ 12.5 U/ml

【临床意义】血清 NSE 是神经内分泌肿瘤的特异性标志，如神经母细胞瘤、甲状腺髓质癌和小细胞肺癌（70% 升高）。NSE 已作为小细胞肺癌重要标志物之一。

（16）绒毛膜促性腺激素（β-HCG）

【临床意义】是一存在于胎盘中的糖蛋白激素，怀孕时血与尿中水平上升，正常血中只含微量。以特殊的免疫试验可测定 HCG 的 β 亚单位。由于 60% 以上的非精原细胞瘤患者体内 HCG 上升，所以 β-HCG 的测定可监视非精原细胞瘤的治疗反应及复发状况，甚至有些肿瘤复发可在临床体征出现前几周或几个月通过测定 HCG 查出。对于妇科恶性肿瘤，除了测定完整的 HCG、游离的 β 亚单位外，还可测定尿与血中的促性腺激素的片段，称之为 β 核心（β-core）。联合测定尿中 β-core 与血中 CA125 可对临床卵巢癌的诊断提供有意义的信息。

（17）生长激素（GH）

【正常参考值】0-7.5 μg/L

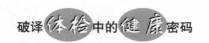

【临床意义】为一蛋白质类激素（多肽），由脑垂体分泌，通过血液传输到全身。其半衰期约9分钟。垂体腺瘤，肾、肺等器官肿瘤均会引起 GH 含量在人体内升高，因此 GH 检测有利于肾癌、肺癌及垂体瘤的联合诊断。

96. 肿瘤标志物检测异常就一定是得了肿瘤吗？

（1）在良性疾病时，如炎症性疾病也会使一些肿瘤标志物表达增加。肝脏良性疾病时，AFP、CA19-9、CEA 和肿瘤多肽抗原会升高；肾功能衰竭时 β_2-微球蛋白及 CA15-3、CA 19-9、CEA 和 PSA 水平均会升高。

（2）一些生理变化，如妊娠时 AFP、CA125、人绒毛膜促性腺激素会升高；月经时 CA125 也会升高。

（3）在肿瘤手术治疗、化疗和放疗过程中，由于肿瘤组织受到破坏或肿瘤坏死时某些肿瘤标志物产生增加，从而影响肿瘤标志物的测定，造成假阳性。

（4）血标本的采集、贮存不当也会影响肿瘤标志物测定的结果。

97. 怎样进行肿瘤标志物的检查更科学？

（1）动态记录肿瘤标志物的浓度变化

肿瘤标志物测定的临床价值在于动态观察，有时即使在参考值范围内的浓度变化，可能也是有价值的。某些肿瘤如术后 CEA 浓度快速增高（每6个月超过4 μg/L）表示骨和肝转移，而术后 CEA 浓度缓慢增加（每6个月2～4 μg/L）表示脑、软组织和皮肤转移。因此，每个患者都是最佳的自身对照。但为了保证结果的可靠性，当测得的肿瘤标志物浓度增加时，应在短期内（14～30天）进行重复测定。

（2）定期测定肿瘤标志物浓度

应根据不同的患者、不同的肿瘤制定不同的测定时间表。一般而言，治疗前应测定每个患者肿瘤标志物的原始值，治疗后第1～2年，应每月测定（测定时间应根据肿瘤标志物的半衰期，通常在2～14天完成），至浓度明显下降后，每3个月测定1次。第3～5年，应每年测定1～2次。第6年起，每年1次。但每次改变治疗之前、肿瘤标志物浓度增加或怀疑复发和转移时，均应及时测定肿瘤标志物浓度。

（3）合理选用肿瘤标志物

同一肿瘤可含有一种或多种肿瘤标志物，而不同或同种肿瘤的不同组织类型既可有共同的肿瘤标志物，也可有不同的肿瘤标志物。因此，选择一些特异性较高的肿瘤标志物联合测定某一肿瘤，有利于提高检出的阳性率，而且，合理选用肿瘤标志物，常可在临床症状出现之前数月鉴别出复发和转移。

98. 肿瘤标志物的组合及意义是什么？

（1）**甲胎蛋白（AFP）**

AFP是胚胎期肝脏和卵黄囊合成的一种糖蛋白，在正常成人血循环中含量极微，<20 μg/L。AFP是诊断原发性肝癌的最佳标志物，诊断阳性率为60%～70%。血清AFP>400 μg/L持续4周，或200～400 μg/L持续8周者，结合影像检查，可作出原发性肝癌的诊断。急慢性肝炎、肝硬化患者血清中AFP浓度可有不同程度升高，其水平常<300 μg/L。生殖胚胎性肿瘤（睾丸癌，畸胎瘤）可见AFP含量升高。

（2）**癌胚抗原（CEA）**

癌胚抗原是从胎儿及结肠癌组织中发现的一种糖蛋白胚胎抗原，属于广谱性肿瘤标志物。血清CEA正常参考值<5 μg/L。CEA在恶性肿瘤中的阳性率依次为结肠癌（70%）、胃癌（60%）、胰腺癌（55%）、肺癌（50%）、乳腺癌（40%）、卵巢癌（30%）、子宫癌（30%）。

部分良性疾病直肠息肉、结肠炎、肝硬化、肺部疾病也有不同程度的CEA水平升高，但升高程度和阳性率较低。CEA属于粘附分子，是多种肿瘤转移复发的重要标志。

（3）**癌抗原125（CA125）**

CA125存在于上皮卵巢癌组织和病人血清中，是研究最多的卵巢癌标记物，在早期筛查、诊断、治疗及预后的应用研究中均有重要意义。CA125对卵巢上皮癌的敏感性可达约70%。其他非卵巢恶性肿瘤（宫颈癌、宫体癌、子宫内膜癌、胰腺癌、肺癌、胃癌、结/直肠癌、乳腺癌）也有一定的阳性率。良性妇科病（盆腔炎、卵巢囊肿等）和早期妊娠可出现不同程度的血清CA125含量升高。

（4）**癌抗原15-3（CA15-3）**

CA15-3可作为乳腺癌辅助诊断、术后随访和转移复发的指标。对早期乳腺癌的敏感性较低（60%），晚期的敏感性为80%，转移性乳腺癌的阳性率较高（80%）。其他恶性肿瘤也有一定的阳性率，如：肺癌、结肠癌、胰腺癌、卵巢癌、子宫颈癌、原发性肝癌等。

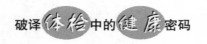
（5）**糖类抗原 19-9（CA19-9）**

CA19-9 是一种与胃肠道癌相关的糖类抗原，通常分布于正常胎儿胰腺、胆囊、肝、肠及正常成年人胰腺、胆管上皮等处。检测患者血清 CA19-9 可作为胰腺癌、胆囊癌等恶性肿瘤的辅助诊断指标，对监测病情变化和复发有很大意义。胃癌、结/直肠癌、肝癌、乳腺癌、卵巢癌、肺癌等患者的血清 CA19-9 水平也有不同程度的升高。某些消化道炎症 CA19-9 也有不同程度的升高，如：急性胰腺炎、胆囊炎、胆汁淤积性胆管炎、肝炎、肝硬化等。

（6）**癌抗原 50（CA50）**

CA50 是胰腺和结、直肠癌的标志物，是最常用的糖类抗原肿瘤标志物，因其广泛存在于胰腺、胆囊、肝、胃、结直肠、膀胱、子宫，它的肿瘤识别谱比 CA19-9 广，因此它又是一种普遍的肿瘤标志相关抗原，而不是特指某个器官的肿瘤标志物。CA50 在多种恶性肿瘤中可检出不同的阳性率，对胰腺癌和胆囊癌的阳性检出率居首位，占 94.4%；其他依次为肝癌（88%）、卵巢与子宫癌（88%）和恶性胸水（80%）等。可用于胰腺癌、胆囊癌等肿瘤的早期诊断，对肝癌、胃癌、结直肠癌及卵巢肿瘤诊断亦有较高价值。

（7）**糖类抗原 242（CA242）**

CA242 是与胰腺癌、胃癌、大肠癌相关的糖脂类抗原。血清 CA242 用于胰腺癌、大肠癌的辅助诊断，有较好的敏感性（80%）和特异性（90%）。肺癌、肝癌、卵巢癌患者的血清 CA242 含量可见升高。

（8）**胃癌相关抗原（CA72-4）**

CA72-4 是目前诊断胃癌的最佳肿瘤标志物之一，对胃癌具有较高的特异性，其敏感性可达 28%~80%，若与 CA19-9 及 CEA 联合检测可以监测 70% 以上的胃癌。CA72-4 水平与胃癌的分期有明显的相关性，一般在胃癌的 Ⅲ-Ⅳ 期增高，对伴有转移的胃癌病人，CA72-4 的阳性率更远远高于非转移者。CA72-4 水平在术后可迅速下降至正常。在 70% 的复发病例中，CA72-4 浓度首先升高。与其他标志物相比，CA72-4 最主要的优势是其对良性病变的鉴别诊断有极高的特异性，在众多的良性胃病患者中，其检出率仅 0.7%。结/直肠癌、胰腺癌、肝癌、肺癌、乳腺癌、卵巢癌也有一定的阳性率。

（9）**铁蛋白（SF）**

铁蛋白升高可见于下列肿瘤：急性白血病、何杰金氏病、肺癌、结肠癌、肝癌和前列腺癌。检测铁蛋白对肝脏转移性肿瘤有诊断价值，76% 的肝转移病人铁蛋白含量高于 400 μg/L，当患肝癌时，AFP 测定值较低的情况下，可用铁蛋白测定值补充，以提高诊断率。在色素沉着、炎症、肝炎时铁蛋白也会升高。升高的原因可能是由于细胞坏死，红细胞生成被阻断或肿瘤组织中合成增多。

（10）前列腺特异抗原（PSA）

PSA 是由人前列腺上皮细胞合成并分泌至精浆中的一种糖蛋白，PSA 主要存在于前列腺组织中，女性体内不存在，正常男性血清中 PSA 的含量很低，血清参考值<4 μg/L；PSA 具有器官特异性，但不具有肿瘤特异性。诊断前列腺癌的阳性率为 80%。良性前列腺疾病也可见血清 PSA 水平不同程度升高。血清 PSA 测定是前列腺癌术后复发转移和疗效观察的监测指标。在血液中以两种形式存在：结合 PSA 和游离 PSA，F-PSA/T-PSA 是鉴别前列腺癌和良性前列腺疾病的有效指标。F-PSA/T-PSA>0.25 多为良性疾病；F-PSA/T-PSA<0.16 高度提示前列腺癌。

（11）前列腺酸性磷酸酶（PAP）

前列腺癌血清 PAP 升高，是前列腺癌诊断、分期、疗效观察及预后的重要指标。前列腺炎和前列腺增生 PAP 也有一定程度的增高。

（12）β2 微球蛋白（β2-MG）

β2 微球蛋白（β2-microglobulin，β2-m）表达在大多数有核细胞表面。临床上多用于诊断淋巴增殖性疾病，如白血病、淋巴瘤及多发性骨髓瘤。其水平与肿瘤细胞数量、生长速率、预后及疾病活动性有关。此外，根据此水平还可用于骨髓瘤患者分期。血清 β2-MG 可以在肾功能衰竭、炎症及多种疾病中增高。故应排除由于某些炎症性疾病或肾小球滤过功能减低所致的血清 β2-MG 增高。

（13）神经元特异性烯醇化酶（NSE）

NSE 为烯醇化酶的一种同工酶。NSE 是小细胞肺癌（SCLC）的肿瘤标志物，诊断阳性率为 91%。有助于小细胞肺癌和非小细胞肺癌（NSCLC）的鉴别诊断。对小细胞肺癌的疗效观察和复发监测也有重要价值。神经母细胞瘤、神经内分泌细胞瘤的血清 NSE 浓度可明显升高。

（14）细胞角蛋白 19（Cyfra21-1）

Cyfra21-1 是细胞角蛋白-19 的可溶性片段。Cyfra21-1 是非小细胞肺癌，特别是肺鳞癌的首选标志物。与 CEA 和 NSE 联合检测对肺癌的鉴别诊断、病情监测有重要价值。Cyfra21-1 对乳腺癌、膀胱癌、卵巢癌也是很好的辅助诊断和治疗监测指标。

（15）鳞状细胞癌抗原（SCCA）

鳞状细胞癌抗原（SCCA）是从宫颈鳞状上皮细胞癌组织提取的肿瘤相关抗

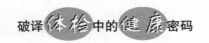

原 TA-4，正常人血清含量极微，<2.5 μg/L。SCCA 是鳞癌的肿瘤标志物，适用于宫颈癌、肺鳞癌、食管癌、头颈部癌、膀胱癌的辅助诊断，治疗观察和复发监测。

（16） **核基质蛋白-22（NMP-22）**

NMP-22（Nuclear Matrix Protein-22）是细胞核骨架的组成成分。与细胞的 DNA 复制、RNA 合成、基因表达调控、激素结合等密切相关。膀胱癌时大量肿瘤细胞凋亡并将 NMP-22 释放入尿，尿中 NMP-22 可增高 25 倍。以 10 kU/mL 为临界值，对膀胱癌诊断的敏感度为 70%，特异度为 78.5%。对浸润性膀胱癌诊断的敏感度为 100%。

（17） **α-L-岩藻糖苷酶（AFU）**

AFU 是对原发性肝细胞性肝癌检测的又一敏感、特异的新标志物。原发性肝癌患者血清 AFU 活力显著高于其他各类疾患（包括良、恶性肿瘤）。血清 AFU 活性动态曲线对判断肝癌治疗效果、估计预后和预报复发有着极其重要的意义，甚至优于 AFP。但是，值得提出的是，血清 AFU 活力测定在某些转移性肝癌、肺癌、乳腺癌、卵巢或子宫癌之间有一些重叠，甚至在某些非肿瘤性疾患如肝硬化、慢性肝炎和消化道出血中也有轻度升高，在使用 AFU 时应与 AFP 同时测定，可提高原发性肝癌的诊断率，有较好的互补作用。

良性疾病的标志物升高为一过性；恶性肿瘤的标志物升高为持续性。

监测病情和疗效

监测疗效、复发转移是肿瘤标志物最重要的临床应用。

肿瘤患者经手术、化疗或放疗后，特定的肿瘤标志物含量升降与疗效有良好的相关性，通过动态观察可反映肿瘤有无复发、转移。

十二、甲状腺功能

99. 甲状腺相关血液检查的意义是什么？

人体的甲状腺形似蝴蝶，犹如盾甲，又属于内分泌腺，故名。以往对甲状腺的关注不多，很多人甚至不知道自己的甲状腺长在什么地方，甲状腺的位置在颈部前下方，后面是气管，前面是颈前肌肉群。甲状腺在胎儿期出现，出生后发育成左右两腺叶，在青春期发育成熟。通常女性的甲状腺比男性的稍大些。正常情况下，由于甲状腺很小很薄，因此既看不到也摸不到，出现疾患时往往会肿大。

随着社会发展，生活水平提高的同时，压力与情绪紧张等伴随而来，甲状腺疾病的发病率也在攀升，对甲状腺的检查已成为健康体检中重要的项目之一。

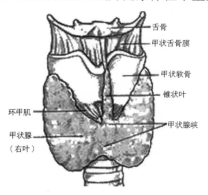

舌骨
甲状舌骨膜

甲状软骨
锥状叶

环甲肌
甲状腺峡

甲状腺
（右叶）

100. 甲状腺血液检查指标有哪些？

甲状腺血液检查指标主要是甲状腺激素、促甲状腺激素和甲状腺自身抗体。

（1）总三碘甲腺原氨酸（TT_3）

【正常参考值】

脐血 0.5~1.1 nmol/L，新生儿 1.4~2.6 nmol/L，1~5 岁 1.5~4.0 nmol/L，6~10 岁 1.4~3.7 nmol/L，11~60 岁 1.8~2.9 nmol/L，小于 60 岁男 1.6~2.7 nmol/L，大于 60 岁女 1.7~3.2 nmol/L

TT_3 是甲状腺激素对各种靶器官作用的主要激素。TT_3 是查明早期甲亢、监控复发性甲亢的重要指标。

增高：甲亢、高甲状腺激素结合球蛋白（TBG）血症、医源性甲亢、甲亢治疗中及甲减早期 TT_3 呈相对性增高；碘缺乏性甲状腺肿病人的 TT_4 可降低，但 TT_3 正常，亦呈相对性升高；T_3 型甲亢、部分甲亢患者 TT_4 浓度正常，TSH 降低，TT_3 明显增高。

降低：甲减，低 T_3 综合征（见于各种严重感染，慢性心、肾、肝、肺功能衰竭，慢性消耗性疾病等），低 TBG 血症等。

（2）总甲状腺素（TT_4）

【正常情况】

新生儿 130~273 nmol/L，婴儿 91~195 nmol/L，1~5 岁 95~195 nmol/L，6~10岁 83~173 nmol/L，11~60 岁 65~156 nmol/L，大于 60 岁男 65~130 nmol/L，大于 60 岁女 72~136 nmol/L，妊娠后 5 个月 79~229 nmol/L

　　TT_4 是甲状腺分泌的主要产物，也是构成下丘脑-垂体前叶-甲状腺调节系统完整性不可缺少的成分。TT_4 测定可用于甲亢、原发性和继发性甲减的诊断以及 TSH 抑制治疗的监测。

　　增高：甲亢，高 TBG 血症（妊娠，口服雌激素及口服避孕药，家族性），急性甲状腺炎，亚急性甲状腺炎，急性肝炎，肥胖症，应用甲状腺激素时，进食富含甲状腺激素的甲状腺组织等。

　　降低：甲减，低 TBG 血症（肾病综合征，慢性肝病，蛋白丢失性肠病，遗传性低 TBG 血症等），全垂体功能减退症，下丘脑病变，剧烈活动等。

　　（3）游离三碘甲腺原氨酸（FT_3）及游离甲状腺素（FT_4）

　　FT_3、FT_4 是 T_3、T_4 的生理活性形式，是甲状腺代谢状态的真实反映，FT_3、FT_4 比 T_3、T_4 更灵敏，更有意义。FT_3、FT_4 测定的优点是不受其结合蛋白质浓度和结合特性变化的影响，因此不需要另外测定结合参数。

　　FT_3 含量对鉴别诊断甲状腺功能是否正常、亢进或低下有重要意义，对甲亢的诊断很敏感，是诊断 T_3 型甲亢的特异性指标。

　　FT_4 测定是临床常规诊断的重要部分，可作为甲状腺抑制治疗的监测手段。当怀疑甲状腺功能紊乱时，FT_4 和 TSH 常常一起测定。TSH、FT_3 和 FT_4 三项联检，常用以确认甲亢或甲减，以及追踪疗效。

　　（4）促甲状腺激素（TSH）

　　【正常情况】脐血 3～12 毫单位/升，儿童 0.9～8.1 毫单位/升，成人 2～10 毫单位/升，大于>60 岁男 2.0～7.3 毫单位/升，大于 60 岁女 2.0～16.8 毫单位/升

　　TSH 检测是查明甲状腺功能的初筛试验。游离甲状腺浓度的微小变化就会带来 TSH 浓度向反方向的显著调整。因此，TSH 是测试甲状腺功能的非常敏感的特异性参数，特别适合于早期检测或排除下丘脑-垂体-甲状腺中枢调节环路的功能紊乱。

　　分泌 TSH 的垂体瘤的患者血清 TSH 升高，TSH 是甲状腺癌术后或放疗以后采用甲状腺素抑制治疗监测的重要指标。

　　增高：原发性甲减，异位 TSH 分泌综合征（异位 TSH 瘤），垂体 TSH 瘤，亚急性甲状腺炎恢复期。

　　降低：继发性甲减，第三性（下丘脑性）甲减，甲亢 CTSH 瘤所致者例外，EDTA 抗凝血者的测得值偏低。

（5）抗甲状腺球蛋白抗体（Anti-TG，TGA）

【正常参考值】0～34 U/ml

甲状腺球蛋白（TBG）是一种潜在的自身抗原，当进入血液后可刺激机体产生 TGA。TGA 是甲状腺疾病中首先发现的自身抗体，具有高度种属特异性，是诊断自身免疫甲状腺疾病（AITD）的常用指标。

在自身免疫性甲状腺炎患者中可发现 TGA 浓度升高，出现频率大约是 70%～80%。Graves 病 TGA 的阳性率约为 60%，经治疗后滴度下降提示治疗有效，如果滴度持续较高，易发展成黏液性水肿。甲亢病人测得 TGA 阳性且滴度较高，提示抗甲状腺药物治疗效果不佳，且停药后易复发。甲状腺癌与 TGA 呈一定的相关性，阳性率可达 13%～65%，TGA 值的升高是肿瘤恶化的一种标志。

与甲状腺功能有关的血液检查指标还有很多，但在体检中一般不会用到，用于甲状腺初筛的项目一般以上面介绍的几种为主。

101. 如何看懂甲状腺功能血液指标的化验结果？

对于血液检查的甲状腺功能相关的指标，以下告诉你如何看懂测定的结果。

（1）一般规律：FT_3、FT_4、TT_3、TT_4 一般会平行升高。

（2）判断甲亢与否以 FT_3、FT_4 升高为准，TT_3、TT_4 诊断性能差。因为 FT_3、FT_4 才有生物活性，可进入靶细胞发挥作用。

（3）T_3 诊断甲亢比 T_4 灵敏，甲亢和甲亢复发早期总是 T_3 先升高，T_3 升高幅度比 T_4 大。

（4）T_4 诊断甲减比 T_3 灵敏，因为甲减时总是 T_4 先下降（可能的原因是甲状腺在 TSH 刺激下或碘不足时合成生物活性较强的 T_3 相对增多，或周围组织中的 T_4 较多地转化为 T_3）；另外，在患严重疾病且甲状腺正常的病人 T_3 可减低；老年正常人中血清 T_3 也可降低；所以 T_4 在诊断甲减上比 T_3 更重要。

（5）关于 TSH：目前国内外均推荐以血清 TSH 作为甲状腺功能紊乱的首选筛查项目，其原因是血清 TSH 比甲状腺激素更敏感，血中甲状腺激素的变化，可负反馈地导致血清 TSH 水平出现指数方次级的显著改变；而且 TSH 不和血浆蛋白结合，其他干扰因素也比甲状腺激素少，更可靠。所以 T_3、T_4 正常，TSH 降低或升高的结果一般被解释为甲亢和甲减早期，或者被理解为亚临床甲亢和甲减。

（6）关于甲状腺球蛋白（TBG）

①甲状腺滤泡上皮细胞受损时会升高，如炎症、腺瘤、滤泡型腺癌等。

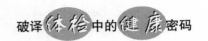

②对分化好的甲状腺腺癌转移灶的诊断及随访很有意义，有转移时 TBG 明显升高，治疗有效时降至正常，如有复发又明显升高。

③用于甲状腺癌及髓样癌的诊断及鉴别诊断。

十三、风湿免疫相关指标

102. 风湿性疾病相关血液检查指标及意义是什么？

类风湿因子（RF）是变性 IgG 刺激机体产生的一种自身抗体，主要存在于类风湿性关节炎患者的血液和关节液内。它有 IgM 型，也有 IgG、IgA、IgD 和 IgE 型。用乳胶凝集法测出的主要是 IgM 型，速率比值法敏感但不能分型。

【正常参考值】

乳胶凝集法：血清稀释度低于 1 : 10；速率比值法<30 U/L。

【临床意义】患类风湿性疾病时，RF 的阳性率可高达 70%~90%，类风湿性关节炎的阳性率为 70%。IgG 型与患者的滑膜炎、血管炎和关节外症状有关，IgM 型与 IgA 型的效价与病情有关，与骨质破坏有关。其他自身免疫性疾病，如多发性肌炎、硬皮病、干燥综合征、系统性红斑狼疮、自身免疫性溶血、慢性活动型肝炎等也可出现 RF 阳性。某些感染性疾病，如传染性单核细胞增多症、结节病、感染性心内膜炎等也多呈现阳性反应。

103. 免疫功能相关血液检查包括哪些内容？

免疫功能相关血液检查主要包括免疫球蛋白、补体检测、T 淋巴细胞及 B 淋巴细胞的免疫学检查、免疫复合物测定四个方面的项目，在下面详细介绍。

104. 免疫球蛋白测定的意义及注意事项有哪些？

（1）临床意义

免疫球蛋白分为 IgG、IgA、IgM、IgD 和 IgE 5 种。免疫球蛋白由浆细胞、前浆细胞或淋巴细胞产生，在血浆和血管外体液中的分布大致相等。循环中的免疫球蛋白，每日约更换 1/4。健康成人每日合成免疫球蛋白 2~5 g，但在发生感染时，合成量可增加 7 倍。在机体患某种疾病时，可有 1 种或几种免疫球蛋白明显升高或减低。因此，检测血清中免疫球蛋白的含量对于某些疾病的诊断和指导治疗有实际临床意义，对评价机体健康状态及体液免疫功能有帮助。

（2）**具体测定内容**

免疫球蛋白 G（IgG）

【正常参考值】7.6 ~ 16.6 g/L。

> 增高：见于系统性红斑狼疮、萎缩性门静脉性肝硬化、慢性活动性肝炎、类风湿性关节炎、亚急性细菌性心内膜炎、IgG 型骨髓瘤、某些感染性疾病、IgG 型单克隆丙种球蛋白病。
>
> 减少：见于抗体缺乏症、免疫缺陷综合征、非 IgG 型多发性骨髓瘤、重链病、轻链病、肾病综合征、某些白血病、烧伤、变应性湿疹、天疱疮、肌紧张性营养不良等。

免疫球蛋白 M（IgM）

【正常参考值】0.48 ~ 2.12 g/L。

> 增高：多见于巨球蛋白血症、类风湿关节炎、多发性骨髓瘤、肝脏病、膀胱纤维化、海洛因成瘾者、冷凝集综合征、疟疾、放线菌病、支原体肺炎等。
>
> 减少：多见于原发性丙种球蛋白血症、蛋白丢失胃肠病、烧伤、联合免疫缺陷病等。

免疫球蛋白 A（IgA）

【正常参考值】0.71 ~ 3.35 g/L

> 增高：多见于血小板减少、反复感染三联综合征、IgA 型多发骨髓瘤、肝硬化、系统性红斑狼疮、类风湿性关节炎、传染性肝炎、膀胱纤维化、家族性中性粒细胞减少症、脂泻病等。
>
> 减少：多见于自身免疫性疾病、继发性免疫缺陷、原发性无丙种球蛋白血症、吸收不良综合征、选择性 IgA 缺乏症、运动失调性毛细血管瘤等。

免疫球蛋白 D（IgD）

【正常参考值】0.01 ~ 0.04 g/L。

> 增高：见于胶原性疾病、结缔组织病、单核细胞性白血病、IgD 型骨髓瘤、某些肝病和少数葡萄球菌感染者。
>
> 减少：多见于无丙种球蛋白血症、各种遗传性免疫缺陷病。

免疫球蛋白 E（IgE）

【正常参考值】0.001 ~ 0.009 g/L。

增高：见于寄生虫感染、肺支气管曲霉病、药物过敏、IgE 型骨髓瘤、肝脏疾病、系统性红斑狼疮、类风湿性关节炎等病。

减少：见于某些运动失调毛细血管扩张症、无丙种球蛋白血症、非 IgE 型骨髓瘤、慢性淋巴性白血病、免疫功能不全等疾病。

105. 免疫球蛋白检查前准备及注意事项有哪些？

抽血前避免剧烈运动，禁止服用免疫抑制剂和注射各种动物免疫制剂及使用含荧光或代谢后可产生荧光的药物。

106. 补体检测的内容及意义有哪些？

（1）检查目的

补体是新鲜血液中正常蛋白质的一部分，主要由巨噬细胞分泌，存在于新鲜血液中，是具有酶样活性的球蛋白。补体和其他体液因子或免疫细胞共同完成机体免疫反应。血清中补体活性或其单一补体成分含量变化，对诊断和疗效观察都有一定的临床意义。

（2）检查方法

临床常做总补体活性（CH50）和单一因子 C3、C4、BF 及 C1q 检测。补体不耐热、易降解，故补体检测须用新鲜血清。CH50 检测用溶血法，单因子检测同免疫球蛋白。

（3）正常参考值

CH50：30 000 ~ 40 000 U/L

C3：0.87 ~ 1.41 g/L

C4：0.44 ~ 0.66 g/L

（4）临床意义

降低：补体消耗引起的降低，如自身免疫性疾病的 SLE、肾病。合成障碍引起的降低，如严重肝病变、先天性缺乏。

增高：急性感染、恶性肿瘤和风湿病早期，补体增高常与其他血浆蛋白改变相伴随。

107. T、B 淋巴细胞的免疫学检查内容及意义有哪些？

（1）检查目的

淋巴细胞亚群检测是机体免疫功能的一项重要指标，主要用于监测健康人群的免疫状态，对多种疾病的辅助诊断以及发病机理研究也有重要价值。主要检测的亚群包括 T 细胞（CD3）、T 辅助细胞（CD4）、T 抑制细胞（CD8）和 B 细胞系列（CD19、CD20、CD22）。

（2）**参考范围**

CD3：0.61～0.85

CD4：0.28～0.58

CD8：0.19～0.48

CD4/CD8：0.9～2.0

CD19：0.08～0.20

（3）**临床意义**

①自身免疫性疾病如系统性红斑狼疮、类风湿关节炎等，常见总 T 淋巴细胞减少，CD4/CD3 比例失衡，B 淋巴细胞增多。

②白血病及其他淋巴细胞增殖性疾病，检查 T、B 淋巴细胞对白血病免疫分型选择治疗方案及判断预后有一定意义。

（4）**检查前的准备及注意事项**

检查前应避免剧烈运动，要求休息 15 分钟后进行采血，检查前尽量避免服用解热镇痛药、精神抑制药和抗抑郁药、抗甲状腺药、抗感染药、抗疟药、抗麻风药、抗凝药、抗心律失常药、抗癫痫药、抗组胺药、抗糖尿病药、利尿药等。

108. 免疫复合物测定的内容及意义有哪些？

（1）**检查目的**

自身免疫性疾病及各种病原体所致的传染病患者体液中常存在免疫复合物（IC），它是机体内抗体与相应抗原结合的产物。小复合物［又称循环免疫复合物（CIC）］的测定对免疫复合物病的诊断、疗效观察、预后判断均有重要意义。

（2）**正常参考值**

<0.043±0.02（4.3%±2.0%），以>0.085（8.5%）时为 CIC 阳性。

（3）**临床意义**

①自身免疫性疾病如系统性红斑狼疮、类风湿性关节炎等 CIC 可阳性。

②急性链球菌感染后肾炎及乙型病毒性肝炎、麻风等 CIC 也可出现阳性。

③膜增殖性肾炎 CIC 阳性，并伴补体降低及 C3 裂解产物存在。

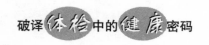

十四、结核病相关指标

109. 结核病相关血液检查的意义有哪些？

结核病是由结核杆菌感染引起的慢性传染病。结核菌可能侵入人体全身各种器官，但主要侵犯肺脏，称为肺结核病。自 20 世纪 50 年代以来，不断发现有效的抗结核药物，使结核病的流行得到了一定的控制。

但是，近年来，不少国家降低了对结核病的重视，减少了财政投入，再加上人口的增长、流动人口的增加、艾滋病毒感染的传播，有的国家和地区的结核病发病率有所回升。结核病不仅是一个公共卫生问题，也是一个社会经济问题。结核病的控制工作任重道远。只要政府重视，加大投入，实施现代、科学的控制策略，并长期、不间断地与之斗争，结核病是可以治愈和控制的疾病。

结核病的易感易发因素指对结核病感染、发病、患病的易感或促发因素。包括遗传因素、年龄、性别、职业、药物、营养不良、过度劳累、社会环境因素等。

以显微镜查痰的方法发现病人是世界卫生组织推行的现代结核病控制策略（DOTS）中的五大要素之一。痰涂片镜检和培养是全球公认的结核病诊断的基本和标准的方法，也是发现结核病最经典、最有效的手段（尤其是对肺结核）。优点是操作简单、快速。但此法受限制较多。目前在结核病的免疫学及分子生物学诊断方面进展较多。

110. 结核病相关血液检查的内容及意义是什么？

（1）血沉

血沉又称红细胞沉降率，它的快慢与血浆黏度，尤其与红细胞间的聚集力有关系。红细胞间的聚集力大，血沉就快，反之就慢。因此，临床上常用血沉作为红细胞间聚集性的指标。结核菌感染导致组织细胞变性、坏死，可有血浆球蛋白和纤维蛋白原的变化，或有异常蛋白进入血液，导致血沉加速。血沉是一种非特异性试验，不能单独用以诊断疾病。通过血沉可了解结核病和风湿热的病情变化和疗效，血沉加速，表示病情复发和活跃；当病情好转或静止时，血沉也逐渐恢复。在诊断上亦常以此作为参考。

判断血沉结果的正常与否需按性别区分，参考范围（魏氏法）：男性为 0 ~ 15 mm/h，女性为 0 ~ 20 mm/h。血沉可因生理因素而加快，如女性在月经期间和妊娠期间可达到 40 mm/h 左右，小儿及 50 岁以上的老人血沉可略快于参考范围，此时可能与疾病无关。

（2）**结核菌素试验**（OT 试验）

原理是当机体受结核菌侵染后，可产生相应的抗体。如再用减毒的结核菌素进行皮内注射，局部可呈红晕反应或出现水疱，按其反应程度，可助诊断。初染者或机体免疫力极为低下时虽有结核病，但皮试仍可呈现假阴性反应，而一般成年人，由于大多接受过结核菌的侵犯，故均可呈现阳性反应。反应红晕大于 2 厘米或发生水疱者，为强阳性，是有活动性结核的依据。

（3）**QFT 试验**

QFT 试验：（QuantiFERON-TB test）是一种全血检测方法，可用于检测 PPD 刺激后干扰素（IFN）-γ 的释放情况。其与结核菌素试验的一致性较好，但其在接触者调查中的作用还不确定。

QFT-G（QuantiFERON-TB Gold）是美国 FDA 批准使用的一种可用于隐性结核感染（LTBI）及结核病诊断的检测方法。早期分泌的抗原靶点（ESAT）-6 和培养滤过蛋白（CFP）-10 是由人结核分枝杆菌和有致病性的牛结核分枝杆菌菌株分泌的两种蛋白，所有卡介苗制剂及非结核分枝杆菌中都不含这两种蛋白。用模拟这两种蛋白的人工合成多肽片段对患者进行刺激后，淋巴细胞会释放 IFN-γ，再用酶联免疫吸附（ELISA）法测定其水平，可在 24 小时内得出检测结果。

这种方法可替代结核菌素试验，其区别在于，结核菌素试验反映的是体内 IV 型变态反应，而 QFT 及 QFT-G 反映的则是体内 IFN-γ 的释放水平。结核菌素试验及 QFT 均属于机体对 PPD 的反应，而 QFT-G 应用的刺激物则是两个特异性抗原的模拟合成肽段，因此结核菌素试验与 QFT 结果一致性较好，而与 QFT-G 的结果则有差异。

QFT-G 结果不受既往接种卡介苗的影响，也较少受到非结核分枝杆菌感染的影响，在该检测过程中，受试者不接触抗原，因此不会出现结核菌素试验时出现的结核记忆反应。由于目前缺少诊断隐性结核感染的金标准，因此还无法准确评价 QFT-G 及其他结核感染间接检测方法（包括结核菌素试验）的准确性。QFT-G 诊断经结核菌培养确诊但未经治疗的结核病患者的准确率为 80%，其诊断 LTBI 的敏感性低于结核菌素试验。

QFT-G 与结核菌素试验均不能区分结核病和隐性结核感染。与其他诊断试验相似，对 QFT-G 检测结果的意义需结合流行病学、病史、查体及诊断试验结

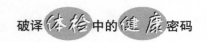

果综合判定。

　　QFT-G 对免疫功能低下人群的诊断效果还不确定，对他们而言，即便 QFT-G 结果阴性也不能排除结核感染，目前尚无 17 岁以下患者应用该检测方法的资料。总之，QFT-G 可作为结核菌素试验的替代检测方法，用于隐性结核感染及结核病的诊断，QFT-G 阳性与结核菌素试验阳性的意义相同。

　　大部分健康成年人的 QFT-G 结果阴性时无需进一步评估，但对近期与有传染性结核患者有密切接触者，即便首次 QFT-G 结果阴性，也应进行二次检测。目前进行第二次 QFT-G 的最佳时间还不确定，可参照结核菌素试验的检查间隔，在接触者最后一次接触后的 8 ~ 10 周进行。

　　（4）结核杆菌临床基因扩增（PCR）检验技术

　　结核杆菌临床基因扩增（PCR）检验技术指对结核病进行多种技术方法的联合检测，如细菌学与免疫学检测方法或分子生物学检测方法的联合应用，大大提高了结核菌的阳性检出率，敏感性可达 98% ~ 100%。结核病的实验室诊断是发现传染源的主要途径和手段，是确定结核病诊断和化疗方案的重要依据，也是考核疗效、评价治疗效果的可靠标准。

　　虽然免疫学和分子生物学检测技术诊断的灵敏度和检测时间等方面比原有方法有了很大进步，但同时也存在成本高、操作复杂、技术要求高、难以标准化和规范化、检测特异性及结果解释等方面的问题。目前结核病免疫学的检测结果，在结核病的临床诊治中，只能够作为辅助参考，不能作为结核病诊断和评价治疗效果的指标。临床医师在参考免疫学检查结果的同时，必须同时参照结核分枝杆菌的传统微生物学检查（包括抗酸染色镜检，特别是分枝杆菌培养检查）的结果并参考其他临床检查手段所得到的结果进行综合判断。

十五、凝血功能

111. 血液凝固功能检查的意义有哪些？

　　止血是机体的重要保护功能，如果止血功能异常，则可导致病理性出血或血栓形成。正常的止血功能是由血管、血小板和血液的凝固性来完成的。三者相互联系，协同作用。血液凝固是生理性止血的一个重要组成部分，是人体避免外界伤害的重要保护机制之一，血液在功能上存在凝血和抗凝血两个对立而统一的矛盾过程，二者相辅相成以保持动态平衡，使血液在生理情况下既能在血管内不断流通，也能在损伤的局部发生凝固止血。当在某些病理情况下，上述平衡被破坏时，如果体内抗凝血成分增多或促凝血成分减少，就发生血流不止；反之则形成血栓、栓塞（体内凝血）。

112. 血液凝固功能检查的主要内容有哪些？

关于出血与凝血的实验室检查项目很多，目前临床上常用检查项目及一些新进展包括以下内容：

（1）**血小板第 3 因子（PF3）有效性测定**

【正常参考值】

0~5 s（凝血时间）

> 增高：见于高脂血症、一过性脑缺血发作、心肌梗死、糖尿病伴血管及动脉粥样硬化等。
>
> 减低：见于先天性 PF3 缺乏症、血小板无力症、巨血小板综合征、血小板病、1 型糖原累积症、尿毒症、肝硬化、原发性血小板增多症、真性红细胞增多症、急性和慢性粒细胞白血病、骨髓纤维化、多发性骨髓瘤、巨球蛋白血症、系统性红斑狼疮、先天性心脏病、再生障碍性贫血、血小板减少性紫癜及恶性贫血等。

（2）**凝血因子Ⅷ相关抗原测定**

【正常参考值】

单抗酶联吸附法：78%~137%

免疫火箭电泳法：56.63%~131.55%

> 增高：冠心病、高血压、肺源性心脏病、肾脏疾病（急性肾炎、慢性肾炎、肾病综合征、尿毒症）、妊娠及妊娠高血压综合征、其他高血压症、糖尿病等。
>
> 减低：主要见于血管性血友病。

（3）**肝促凝血活酶试验**

【正常参考值】67.2%~133.6%

> 活动度降低：见于口服双香豆素类抗凝药物、急性肝功能衰竭的早期、慢性肝损害、阻塞性黄疸，其严重程度与这些因子呈正相关。此法作为华法林类抗凝治疗的实验监测指标优于 PT 试验。

（4）**凝血因子Ⅶ促凝活性测定**

> 因子Ⅶ活动度减低见于先天性因子Ⅶ缺乏症、后天获得性缺乏症，后者见于口服抗凝剂、阻塞性黄疸、DIC、红细胞增多症、恶性肿瘤、肠道吸收不良综合征等。

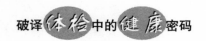

（5）D-二聚体

【正常参考值】阴性

> 阳性（或>400 μg/L）：见于高凝状态、血栓性疾病，尤其在 DIC 时 D-二聚体明显升高，可以作为 DIC 的重要早期诊断依据之一。D-二聚体的检测可以鉴别原发性纤溶症和继发性纤溶症，前者 D-二聚体阴性，后者为阳性。

（6）凝血时间

【正常参考值】

试管法：4～12 分钟

硅管法（sCT）：15～32 分钟

玻片法：2～5 分钟

活化凝血时间（ACT）：1.14～2.05 分钟

> 凝血时间延长：见于多种先天性凝血因子缺陷（如血友病）；各种获得性凝血因子缺乏（如重症肝病、维生素 K 缺乏等）；血中循环抗凝物质增多以及原发或继发纤溶亢进。
>
> 凝血时间缩短：各种原因所致的高凝状态。

（7）活化部分凝血活酶时间（APTT）

【正常参考值】35～45 秒

> APTT 延长：可见于先天性凝血因子缺乏，如甲、乙、丙型血友病；后天性凝血因子缺乏，如严重肝病、维生素 K 缺乏、DIC、循环中抗凝物质增加等。
>
> APTT 缩短：高凝状态。

（8）凝血活酶生成试验

【正常参考值】9～14 秒

> 本试验是诊断和鉴别各型血友病的主要试验。

（9）凝血因子Ⅸ促凝活性测定

【正常参考值】67.7%～128.5%

> 增高：高凝状态或血栓栓塞性疾病，如心肌梗死、脑血栓形成、妊娠高血压综合征、晚期妊娠、口服避孕药和深静脉血栓形成等。
>
> 降低：血友病乙、特异性因子Ⅸ抑制物、肝脏疾病、维生素 K 缺乏症、DIC、口服抗凝剂。

（10）血清纤维蛋白（原）降解产物（FDP）

【正常参考值】

血清间接血凝法：0～10 mg/L

尿液间接血凝法：0～0.25 mg/L

尿液酶联吸附法：11～45 μg/L

血液酶联吸附法：11.5～62.7 μg/L

> 血内 FDP 增高：原发性或继发性纤维蛋白溶解亢进时，如心肌梗死、肾炎、肾功能不全、闭塞性脑血管病、白血病化疗后、结缔组织性疾病等。
>
> 尿内 FDP 增高：肾脏疾病，妊娠毒血症，DIC。尿 FDP 在肾病患者中，阳性率高于血 FDP，它可用于鉴别肾小球肾炎与肾病，前者未治疗前尿 FDP 常大于 1.25 mg/L，而后者一般低于 0.25 mg/L（间接血凝法）。

（11）出血时间

【正常参考值】

Duke 法：1～4 分钟

Ivy 法：2.5～8.5 分钟

> 出血时间延长：可见于血小板数量或者质量的异常，如特发性、继发性血板减少性紫癜，遗传性出血性毛细血管扩张症，血小板增多，血小板功能障碍，血管性血友病，先天性纤维蛋白原缺乏症，因子 V、Ⅷ、Ⅸ、Ⅺ 缺乏症，纤维蛋白溶解亢进状态，肝或肾损害，维生素 K 缺乏症，白血病，系统性红斑狼疮（SLE）及甲状腺功能低下等。

（12）血块收缩时间

普通试管定性法：0.5～24 小时

富含血小板血浆法：0～0.5 小时

> 收缩不良：特发性（免疫性）血小板减少性紫癜（ITP）、继发性血小板减少性紫癜、血小板无力症、原发性血小板增多症、低或无纤维蛋自原血症、严重凝血障碍、异常球蛋白血症。

（13）血小板黏附试验

【正常参考值】

转动法：58%～75%

玻珠法：20%～60%

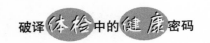

增高：见于高凝状态或血栓形成性疾病，如心肌梗死发作、静脉栓塞或大动脉栓塞、高脂蛋白血症、动脉粥样硬化、高血压、糖尿病、某些癌肿手术后、口服避孕药后。

降低：见于血小板无力症、血管性血友病（VWD）、贮存池病、轻型血小板病、胶原无效性血小板病、Hermansky-Pudiak 综合征、巨大血小板综合征、May-Hegglin 异常、服用阿司匹林等药物后、肝病、尿毒症、白血病、血小板增多症、糖原贮积病（Ⅰ型）、先天性纤维蛋白原缺乏症及进食鱼油后。

（14）血小板聚集试验

【正常参考值】50%～79%

增高：见于手术后、糖尿病、静脉注射葡萄糖后、多发性硬化症、静脉血栓形成、急性心肌梗死、高 β 脂蛋白血症及吸烟后等。

减低：见于血小板无力症（ADP、肾上腺素、胶原、凝血酶及花生四烯酸等诱导聚集消失）；轻型血小板病（5-HT、肾上腺素及低浓度 ADP 诱导聚集降低）；贮存池病（ADP 及肾上腺素诱导聚集的第一波正常，第二波减弱；胶原诱导聚集消失；花生四烯酸诱导聚集正常）；胶原无效性血小板病（胶原诱导聚集消失）；巨大血小板综合征（瑞斯托霉素诱导聚集消失，其他诱导聚集正常）；VWD（瑞斯托霉素诱导聚集降低）；其他继发性血小板功能障碍性疾病（如尿毒症、ITP、原发性血小板增多症、真性红细胞增多症）；使用某些抗血小板药物后（如阿司匹林、潘生丁、保泰松、消炎痛、右旋糖酐等）；放射性损伤（肾上腺素及胶原诱导聚集消失，ADP 诱导聚集减弱）。

（15）优球蛋白溶解试验

【正常参考值】

加酶法：100～148 分钟（溶解时间）

加钙法：溶解时间大于 120 min，小于 90 min 为异常

该试验是纤溶试验的筛选试验及用于监测溶血栓治疗的效果。时间缩短可见于原发性及继发性纤溶亢进、DIC 晚期。

（16）纤溶酶原测定

【正常参考值】

0.19～0.25 分钟（溶解时间）

纤溶酶原含量减低时，表明纤溶活性增强，该情况见于：原发性纤溶亢进，如肝硬化、肝叶切除术、门静脉高压手术、肺叶切除术、肝移植等；继发性纤溶亢进，如前置胎盘、胎盘早期剥离、羊水栓塞、癌肿播散、严重感染及 DIC。

（17）血浆鱼精蛋白副凝试验（3P试验）

【正常参考值】阴性

3P试验阳性见于DIC。继发纤溶早期存在纤维蛋白降解产物 X、Y 碎片时为阳性；后期降解产物为 E、D 时呈阴性；原发性纤溶 3P 为阴性。晚期肝硬化、癌转移、心脏手术、高纤维蛋白原血症、异常球蛋白血症、局部血管发生凝血时也可出现阳性。

（18）组织纤溶酶原激活物

【正常参考值】

t-PA 抗原量：1 ~ 12 μg/L

t-PA 活性：300 ~ 500 U/L

活性增加：表明纤溶亢进，可见于 DIC、感染、脑出血、肝功障碍等。

活性减低：形成血栓的可能性增加，可见于心肌梗死、糖尿病、深部静脉血栓等。

（19）血栓调节素

【正常参考值】13.55 ~ 25.65 μg/LTM 抗原量

增高：糖尿病、DIC、SLE、血栓性血小板减少性紫癜等。

（20）抗凝血酶Ⅲ测定

增高：可导致出血，可见于先天性凝血因子缺乏，如血友病；后天性凝血因子缺乏，如急性肝炎、肾移植、使用抗凝药物等。

减低：可导致血栓形成，可见于先天性 AT-Ⅲ 缺乏和功能异常，如肺梗死、深部静脉血栓等血栓性疾病；后天性减低，如 DIC、慢性肝病、心肌梗死等。

（21）纤溶酶—纤溶酶抑制物复合物

【正常参考值】0 ~ 1 mg/L

活性增加：表明纤溶亢进，可见于 DIC、感染、脑出血、肝功障碍等。

活性减低：形成血栓的可能性增加，可见于心肌梗死、糖尿病、深部静脉血栓等。它可作为纤溶疗法的监测试验和 DIC 的早期诊断。

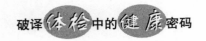

(22) 纤溶酶原活性测定

【正常参考值】57.67 ~ 113.33 mg/L

此试验可作为 DIC 的确证试验之一，DIC 时纤溶酶活性常减低。

(23) 纤维蛋白肽测定 A

【正常参考值】0 ~ 2 μg/L

通常将 FPA>2 μg/L 作为血凝亢进的指标。FPA 定量主要用于 DIC 的早期诊断和 DIC 抗凝治疗的监测试验。在 DIC 患者使用肝素开始后，如 FPA 下降，表明治疗有效。

(24) 凝血酶–抗凝血酶Ⅲ复合物

【正常参考值】1.2 ~ 5.4 μg/L

TAT 作为血液中的凝血酶生成的标志，临床意义同 FPA。

(25) 乙醇凝胶试验

【正常参考值】阴

(26) 复钙时间

【正常参考值】1.5 ~ 3.0 分钟

复钙时间延长：Ⅷ、Ⅸ、Ⅺ因子缺乏以及Ⅱ、Ⅴ、Ⅹ因子严重缺乏，严重纤维蛋白原缺乏，血中抗凝物质增多。

复钙时间缩短：见于高凝状态。

(27) 血浆凝血酶原时间及纠正试验

【正常参考值】

凝血酶原时间比值（TPR）：0.85 ~ 1.15

一期法：11 ~ 14 秒

时间延长（或比值增高）：先天性凝血酶原，因子Ⅴ、Ⅶ、Ⅹ缺乏症，肝脏疾病，阻塞性黄疸，DIC，口服双香豆素类抗凝药物等，低（无）纤维蛋白原血症，血循环中有抗凝物质存在。

时间缩短（或比值降低）：DIC 早期血液呈高凝状态时。

(28) 因子 V 促凝活性测定

【正常参考值】64.5% ~ 140.3%

因子Ⅴ缺乏可见于先天性或后天获得性Ⅴ因子缺乏症，后者见于严重肝病、DIC、心肾功能不全、大手术后、白血病、晚期癌肿和爆发性紫癜等。

（29）β-血小板球蛋白和血小板第四因子

【正常参考值】ELISA

β-TG：9.6～23.2 μg/L

PF4：0.9～5.5 μg/L

増高：DIC 早期、脑血栓形成急性期、恶性肿瘤、糖尿病、SLE、心肌梗死等。

（30）凝血酶原消耗时间

【正常参考值】25 秒

血清凝血酶原时间小于 20 秒为消耗不良。可见于先天性Ⅷ、Ⅸ、Ⅺ和Ⅻ因子缺乏，获得性因子Ⅷ、Ⅸ、Ⅺ、Ⅻ缺乏，如肝脏疾病、DIC、原发性纤溶、血小板减少性紫癜、其他血小板病、血浆中抗凝物质增多等。

（31）简易凝血活酶生成试验

【正常参考值】10～14 秒

STGT 延长：可见于甲、乙、丙型血友病，血管性血友病，血中有抗凝物质增加或服用双香豆素类抗凝药物。

（32）血小板计数

【正常参考值】许氏法：100～300×10⁹ 个/升

增多见于：原发性血小板增多症、慢性粒细胞性白血病、真性红细胞增多症、溶血性贫血、淋巴瘤手术后、急性失血后、创伤、骨折，某些恶性肿瘤、感染、缺氧。

减少见于：原发性血小板减少性紫癜、白血病、再生障碍性贫血、阵发性睡眠性血红蛋白尿、巨幼细胞性贫血等；脾功能亢进、放射病、癌的骨髓转移；某些传染病或感染，如败血症、结核、伤寒；某些药物过敏，如氯霉素、抗癌药等。

（33）血小板微颗粒检测

【正常参考值】66±17 个/10⁴血小板。

PMP 主要用于动脉血栓性疾病的检测，它是动脉血栓形成的敏感和特异的分子标志物。

十六、血液流变学

113. 血液流变学检查的意义是什么？

血液流变学是研究血液的流变学特性的学科，许多疾病可以引起血液流变特性的改变。血液流变特性的改变又与许多疾病，尤其是血栓前状态与血栓性疾病的发生、发展密切相关。因此，血液流变学检查对某些疾病发病机制的研究、诊断、预防、观察疗效都有重要意义。

114. 血液黏度的含义和正常值如何？

表示血液总体（包含血细胞和血浆）流动性的指标。全血黏度测定是血浆黏度、红细胞比容、红细胞变形性和聚集能力、血小板和白细胞等流变学特性的综合表现，它是血液最重要和最基本的血液流变参数。

【正常参考值】

全血黏度	200 s^{-1}	3.51 ~ 4.67
	30 s^{-1}	4.67 ~ 6.03
	5 s^{-1}	8.36 ~ 9.72
	1 s^{-1}	18.25 ~ 21.81
血浆黏度	100 s^{-1}	1.14 ~ 1.38

115. 影响血液黏度检查结果的因素有哪些？

（1）血细胞压积

红细胞压积（HCT）是影响血液黏度的最重要因素，血液黏度随 HCT 的增加而迅速升高。

（2）红细胞聚集

红细胞聚集，说明红细胞表面电荷减少，则红细胞电泳时间减慢，而黏度也可以上升。红细胞聚集主要影响低剪切下血液黏度。红细胞聚集增多时，低剪切下血液表观黏度增高。

（3）红细胞变形能力

红细胞变形性或黏弹性降低或消失，红细胞就不能通过比自己小的微血管，这时红细胞在微血管中流动时的黏度也就增加。

（4）血浆黏度

血浆蛋白是影响血浆黏度的主要因素，也是血液黏度的一个影响因素。血糖过高或白血病患者，因大量白细胞裂解，血浆中会出现大量核酸（DNA 和 RNA），此时血液黏度也增加。

（5）温度

温度升高使体液黏度降低，温度下降使体液黏度增高。但血液情况十分复杂，温度升高将导致红细胞聚集增高，于是使血液低剪切率黏度升高，而血浆黏度和高剪切率血液黏度都降低。

（6）pH 及渗透压

pH 和渗透压对血液流变性的影响是因为它们引起红细胞聚集性和变形性的改变。pH 降低可使红细胞膜变硬，细胞变形下降。低渗状态可使红细胞球形化，变形性降低。高渗条件可使细胞内水分外流，细胞内黏度升高。因而这些因素都可使低剪切率下黏度降低，高剪切率下黏度升高。

（7）剪切率

在高剪切率时全血黏度低，而在低剪切率时，全血黏度则增高。

（8）管壁及血管口径

血液流动还受血管内壁的平滑度影响，血管壁平滑时血液流动快，血管壁粗糙时血液流动变慢。血管口径小到一定程度时，血液黏度会随口径减小而变小。

（9）吸烟、饮酒及应激反应

吸烟可使红细胞压积增加，纤维蛋白原升高，红细胞内黏度增加。大量饮酒可以使血液黏滞因素有一定幅度增加；应激反应可导致交感神经过分兴奋，儿茶酚胺产生过剩，可增加血小板聚集并促进血栓形成，同时又可使游离脂肪酸增加，造成恶性循环，促使血液黏滞诸因素升高。

116. 血液黏度测定的临床意义有哪些？

（1）微循环障碍同时伴有全血或血浆黏度的增高常见于多种疾病，如脑卒中、心肌梗死、冠心病、肺心病等。经过治疗，随着临床症状和微循环障碍的改善，血液黏度亦有所降低。

（2）血液黏度的测定，可作为冠心病和心肌梗死发作的警报信号。低剪切率下的血液黏度增高可出现于冠心病的发病之前，这一点对于预测老年人冠心病的发生是一个极有利的条件。

（3）患肿瘤时，血液黏度特别是血浆黏度明显增高。全血和血浆黏度的测定有可能成为预测肿瘤发生，尤其是肿瘤转移的重要参考指标。

117. 全血还原黏度（RV）的内容及意义是什么？

【正常参考值】

全血高切还原黏度：5.12~9.18

全血低切还原黏度：35.20~52.03

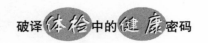

还原黏度是指红细胞压积（HCT）为 1 时的全血黏度值，也称为单位压积黏度。

①全血黏度（ηb）和 RV 都高，说明血液黏度大，而且与 RBC 自身流变性质变化有关，有参考意义。

②若 ηb 高和 RV 正常，说明 HCT 高（血液稠）而引起血液黏度大，但 RBC 自身流变性质并无异常（对黏度贡献不过大）。

③若 ηb 正常而 RV 高，表明 HCT 低（血液稀），但 RBC 自身的流变性质异常（对黏度贡献过大），说明 ηb 还是高的，也有参考意义。

④若 ηb 和 RV 都正常，说明血液黏度正常。

全血黏度与全血还原黏度都高，说明血液黏度大，而且与 RBC 自身流变性质变化有关，有参考意义。

118. 红细胞压积（HCT）测定的内容及意义是什么？

【正常参考值】红细胞压积：0.40 ~ 0.492

HCT 增高的疾病

真性红细胞增高症、肺心病、充血性心衰、先天性心脏病、高山病、烧伤、脱水等疾病患者均有 HCT 增高。HCT 值能反映病情的程度，可作为疗效判断的一项重要指标，HCT 值有地区性差异，如高山地区健康人 HCT 比平原地区高。

HCT 降低的疾病

贫血、白血病、恶性肿瘤、尿毒症、肝硬化腹水、失血性疾病等 HCT 降低，妇女妊娠、月经期 HCT 也有所降低。

与血液流变性的关系

①HCT 与血液黏度的关系

HCT 是影响全血黏度的决定因素之一，HCT 增加常导致全血黏度增高，影响心、脑血流量及微循环灌注。

②缺血性脑血管疾病与 HCT 的关系

全血黏度增高，血流减慢，侧支血流则受到影响，脑梗死面积进行性增加。老年患者的 HCT 应保持在较低水平，在血压波动较大时，尤应警惕脑血管损伤的发生。

③HCT 与血流量关系

HCT 增高可使血流量减少，血流速度减慢，导致组织器官供血不足，所以 HCT 的变化对脑血流量有影响，即高 HCT 时，血液黏度增加，脑血流量降低。

④影响血液触变性

在全血黏度的测试中会发现其黏度值随着检测时间的延长而降低。这一特性称为血流触变性。红细胞压积越高，黏度降低所需要的时间也就越长。

119. 血沉（ESR）—红细胞沉降率的内容及意义是什么？

【正常参考值】

魏氏（Westergren）法：K+cQ/W

男：0～15 毫米/时，女：0～20 毫米/时

此法是简单而又有较高实用价值的常用的临床检验指标。随着血液流变学的研究和发展，传统的血沉试验被应用到临床血液流变学方面来，作为血液流变学的检测指标之一，这样既显示了以往的血沉检验的临床意义，又显示了其独特的血液流变学意义。

①常用于协助诊断肺结核、风湿病以及疗效和预后观察。结核病与风湿病的活动期使血沉增快，稳定期则恢复正常，所以，常用于观察风湿及结核是否处于活动期，是风湿和结核病活动的良好指标。结核与风湿病引起的血沉增快，多由于血浆中纤维蛋白原增高所致。

②作为多发性骨髓瘤的诊断指标之一。患多发性骨髓瘤时，由于免疫球蛋白大量增多，红细胞多呈缗线状凝集，使血沉明显增快。

③可用于某些疾病的鉴别诊断，如胃癌和胃溃疡的鉴别。如果血沉增快，胃癌的可能性大；在分辨心肌梗死和心绞痛时，如果血沉增快，心肌梗死的可能性大；在区别是单纯性卵巢囊肿还是炎性包块时，如果血沉增快，炎性包块的可能性大。

④各种贫血时血沉增快。

120. 红细胞变形性的测定内容及意义是什么？

细胞变形性是指红细胞能通过比自己直径小的微血管的能力，它主要取决于三个因素：红细胞内黏度、红细胞的几何形状、红细胞膜的黏弹性。这三个因素是红细胞本身固有的，疾病对红细胞变形性的影响是通过这三个因素而起作用

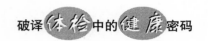

的。RBC 变形性的描述依方法而异，采用不同的测定方法时，以不同的单位来记述，而且都是相对的。一般可分为两类：第一类方法，令血样或 RBC 悬浮液在较大的几何尺度不变的测量系统中经受剪切，如黏度法和激光衍射法，可评价群体 RBC 在流动中的平均变形性。第二类方法，利用狭窄的通道系统使 RBC 逐个通过，如微孔滤膜法和微吸管法，前者可为单个 RBC 变形性（尤其是细胞的黏弹性）做出测定，后者则可测定单个 RBC 通过孔道时的群体效应。

121. 红细胞变形指数（TK）的内容及意义是什么？

【正常参考值】0.53 ~ 1.11

TK 值与 HCT 无关，仅取决于相对黏度（ηr），当 RBC 变形性愈差时，全血粘度愈大，相对黏度亦愈大，则 TK 值亦愈大。

122. 红细胞刚性指数（IR）的内容及意义是什么？

【正常参考值】3.14 ~ 7.75

如 RBC 无变形性，则血液黏度相对增高，因此用 IR（RBC 刚性指数）的高低来反映 RBC 刚性的高低。实际上 IR 或 TK 值均是反映 RBC 变形能力的指标。

RBC 变形性降低时（IR 或 TK 值增大），会使全血黏度，尤其是高剪切率下全血黏度升高，影响微循环和 RBC 寿命。心肌梗死、脑血栓、冠心病、高血压和外周血管病等都与 RBC 变形密切相关，而且糖尿病、肺心病、肝病、硬皮病、高脂血症以及肿瘤等疾病均有 RBC 变形性的改变。

123. 红细胞聚集指数（Arbe、RE）的内容及意义是什么？

【正常参考值】3.91 ~ 6.21

红细胞聚集指数是反映 RBC 聚集程度的一个指标，在低切剪率下，血液表观黏度主要取决于 RBC 聚集性，聚集性愈强，聚集程度愈高。红细胞聚集性增高容易引起血液灌流障碍，也是形成血栓的一大原因，是许多脏器缺血性疾病的原因。

124. 纤维蛋白原测定的内容及意义是什么？

血浆中纤维蛋白原是一种纤维状大分子蛋白质，分子排列呈不对称长纤维状，具有空间结构。主要在肝脏合成。血浆纤维蛋白原浓度与血液流变性质之间联系较为密切。所以纤维蛋白原测定是血液流变学检测指标之一。它对心脑血管病、糖尿病、肿瘤等疾病的诊断、治疗和预后有重要的意义。

【正常参考值】2~4 g/L

减少：纤维蛋白原主要在肝脏合成，故肝功能衰竭时血浆含量减少。纤维蛋白原含量的测定常作为弥散性血管内凝血的一项重要的实验室检查指标。

增高：纤维蛋白原增多是机体一种非特异性反应，可在多种情况下增高。增高时血浆中纤维蛋白原可达 10 g/L 或更多。常见于结核、风湿、肺炎、类脂性肾病、肝脏轻度损伤（轻型肝炎）、胆囊炎、栓塞性脑血管病、急性心肌梗死、恶性肿瘤等，妊娠及月经期纤维蛋白原有轻度增加。但个体间相差幅度很大，糖尿病人纤维蛋白原转化为纤维蛋白及分解代谢速度都快。

由于血浆黏度对纤维蛋白原有一定的线性关系，因此纤维蛋白增高必然导致血浆黏度的增高。纤维蛋白原不仅构成血栓的网络结构，而且在动脉粥样硬化斑块中也发现有纤维蛋白原和纤维蛋白的存在。血浆纤维蛋白原的显著升高，使机体内血栓形成的危险性增高，同时也是冠心病的重要危险因素之一，纤维蛋白原升高的水平与冠心病患者病变严重程度成正比。

125. 血小板黏附性和聚集性的内容及意义是什么？

血小板具有多种生理功能，而血小板的黏附和聚集等功能与止血、凝血和血栓形成有密切关系。因此，血小板黏附和聚集的测定，是出血及血栓性疾病的重要指标。

（1）血小板黏附性测定

【正常参考值】玻球法：男性 34.9%±5.95%，女性 39.4%±5.19%。

①血小板黏附率增高：常见于高血压、动脉硬化、冠心病、心肌梗死、脑血栓形成、静脉血栓形成、高脂血症、雷诺氏症、痛风、多发性硬化症、糖尿病、肥胖症及某些恶性肿瘤等。

②血小板黏附率降低：常见于一些出血性疾病、再障、血小板无力症、急性白血病、假性血友病、尿毒症、肝硬化、多发性骨髓瘤；也见于长期大量服用阿司匹林、保泰松等药物；体外循环时血小板黏附性亦降低。

（2）血小板聚集性测定

【正常参考值】10 ~ 15 秒内肉眼可见粗大聚集颗粒

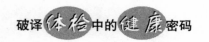

血小板聚集功能降低见于血小板无力症、血管性血友病、尿毒症、严重肝病等。

血小板聚集功能亢进对引起和加重心肌缺血是非常重要的因素，血小板被激活发生聚集，除参与血栓形成外，聚集时 TXA_2 水平升高还可引起冠脉痉挛，引起微血栓，造成心肌细胞血管阻塞，使心肌微循环发生障碍。

第四章　特诊科项目

一、心电图

126. 普通心电图检查的意义是什么?

　　心脏是依靠心肌细胞的收缩来泵血的, 心肌收缩离不开生物电流的刺激, 心肌收缩舒张又会产生生物电流, 心电图就是心肌细胞电活动在体表记录仪上的综合表现。它能反映出大多数情况下心肌电活动异常, 对心律失常和传导障碍的诊断具有肯定的价值, 对心肌梗死的诊断有很高的准确性, 它不仅能确定有无心肌梗死, 而且还可确定梗死的病期、部位、范围以及演变过程。对房室肥大、心肌炎、心肌病、冠状动脉供血不足和心包炎的诊断有较大的帮助。能够帮助了解某些药物 (如洋地黄、奎尼丁等) 和电解质紊乱对心肌的作用。由于其操作简便、无创伤、价格便宜, 因此在健康体检中被广泛采用。

127. 心电图检查的注意事项有哪些?

　　(1) 检查前不能吃得太饱或喝太多水, 也不能吃冷饮和抽烟, 需要平静休息 20 分钟。

　　(2) 检查时要躺平, 全身肌肉放松, 平稳呼吸, 保持安静, 切勿讲话或移动体位。

　　(3) 过去做过心电图的, 应把以往报告或记录交给医生。如正在服用洋地黄类、钾盐、钙类及抗心律失常药物, 应告诉医生。

　　(4) 根据病情若需做心电图运动试验, 还应注意以下几点:

　　①进餐前后 1 小时, 不宜做运动试验;

　　②进行性或新近发作心绞痛、急性心肌梗塞后 1 年内、充血性心力衰竭、严重高血压、左心室肥大、左束支传导阻滞、预激综合征、休息时也有明显心肌缺

血、年老体弱、行动不便等均禁做运动试验。

128. 如何看懂心电图的结果？

心电图的分析很复杂，主要包括心肌缺血性改变、心跳节律的改变、电信号传导的异常等，需要专科医生出具报告。这里我们只介绍几种常见的情况。

（1）**心电图的基本波形及含义**

P波：反映心房除极过程电压和时间的改变。

QRS波：反映心室电极过程电压和时间的改变。

P-R间期：代表心房开始除极到心室开始除极的时间。

T波：反映晚期心室复极过程电位改变。

Q-T间期：反映心室除极与心室复极的全部时间。

（2）**心电图各波形的正常值范围**

心电图纸每小格横坐标表示时间 0.04 秒（s），纵坐标表示电压 0.1 毫伏（mV）。

①P波形态：一般为钝形图，有时有轻度切迹但波峰间距小于 0.11 秒（s）。P波振幅在肢体导联不超过 0.25 毫伏，在胸前导联不超过 0.2 毫伏（mV）。

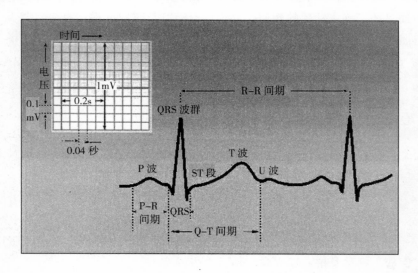

②P-R间期：正常人为 0.12 ~ 0.20 秒。

③QRS综合波：正常人为 0.06 ~ 0.10 秒。

④ST段：正常人 ST段下移不超过 0.05 毫伏，上升不超过 0.1 毫伏。

⑤T波形态：波形平滑不对称，上升慢而下降快，方向同 P波的方向相

一致。

⑥Q－T 间期：正常人当心率在 60 ～ 100 次/分时，Q－T 间期为 0.32 ～ 0.44 秒。

⑦心电轴在每一个心动周期中，心激动的方向是不断改变的。心电轴为一个心动周期中电激动总的方向，正常心电轴为 0°～90°，大于 90°为电轴右偏。

(3) 常见心电图异常

①心肌缺血：见于冠心病、心绞痛、心肌梗塞等。心肌缺血表现主要看 ST 段、T 波变化及 QRS 波变化。心电图表现为 ST 段呈水平型、下斜型、下陷型、弓背型下移>0.05 毫伏，也就是半小格；T 波呈"冠状 T"（即 T 波的升支与降支呈对称性倒置）、低平、正负双相、负正双相。心绞痛发作时 ST–T 改变更加明显。典型的心肌梗死心电图表现为：梗死部位的 ST 段抬高，与 T 波形成弓背向上的单相曲线，所对应导联的 ST–T 呈弓背型下移，并出现病理性 Q 波，可观察到从急性期到恢复期的心电图的动态演变，但也有小部分病人的心电图表现为正常或大致正常。

②心律失常：常见的有以下几种。房性早搏：心电图特征为提前出现的形态如常的 QRS 波群，时限<0.12 秒，其前有 P′波，其后有不完全代偿间歇。交界性早搏：提前出现的形态如常的 QRS 波群，时限<0.12 秒，P 波可在 QRS 波群的前面、后面、之中，其后有完全代偿间歇。室性早搏：提前出现的宽大畸形的 QRS 波群，时限>0.12 秒，其后有完全代偿间歇。

偶发的早搏如无心脏病基础一般问题不大，可以不管，但有时早搏会成对出现，如连续出现三个以上叫做三联律，这时就要引起重视，进一步做专科检查。

③心动过缓及传导阻滞：正常窦性心律 60 ～ 100 次/分，一般来说心率低于 60 次/分叫心动过缓，但一些运动员、青年人或服用药物有意控制心率的人心率低于 60 次不需治疗。但如心率过低，低于 50 次/分，且伴头晕、胸闷、胸痛、一过性眼前发黑（黑矇）就应高度重视了，可能是病态窦房结综合征、严重的房室传导阻滞，如药物治疗不理想，需尽早安装永久性心脏起搏器。

④左心室肥厚伴劳损：通常表现为高血压性心脏病的心电图改变，为 V_5 导联 R 波增高，大于 2.5 毫伏。V_5 导联的 R 波加 V_1 导联的 S 波，男性大于 4.0 毫伏，女性大于 3.5 毫伏，电轴正常或左偏，V_5 导联的 ST 段下降，T 波倒置。如出现这些心电图表现说明你的高血压病已存在相当长时间，并已出现心脏损伤，需尽早正规治疗，否则出现心功能不全、心肌梗死、脑卒中的可能性极大。

⑤常见的快速性心律失常：有些人常有心慌的表现，这时应查心电图。常见的快速性心律失常有窦性心动过速、快速心房纤颤、阵发性室上性心动过速。窦

性心动过速最常见，不一定是病理性的，如体检时过于紧张、激动、运动刚结束、吸烟均可出现窦性心动过速；但如有心功能不全、贫血、缺氧、甲状腺功能亢进、心肌缺血等情况就是病理性的了。心房纤颤就是心跳极端不齐，毫无规律可言，多见于心衰、肺心病、心房扩大、心肌缺血，心房纤颤是需要进一步检查治疗的，房颤引起的动脉栓塞，尤其是脑梗塞后果严重。阵发性室上性心动过速心电图初看像窦性心动过速，但 QRS 波前无 P 波，心律非常整齐，病人多有心慌症状，而且这种心慌有突发突止的特点。室上速的病人多无严重器质性心脏病，如药物控制不满意可进行心脏射频消融术根治。

129. 动态心电图检查的意义是什么？

动态心电图检查也叫 HOLTER 检查，就是给被检查者随身佩带便携式心电图记录仪，24 小时不间断记录心脏的心电图变化，经信息处理分析及回放打印系统记录的长程心电图。有时甚至需记录 48 小时。特点是非创伤性检查、动态的、长时间的连续记录，这样可以使信息量大、病变发现率较高。主要有四大用途：心律失常分析、心肌缺血分析、心率变异性分析、起搏信号分析。

（1）识别一过性症状（如：心悸、胸闷、胸痛、气急、黑矇、眩晕、晕厥、抽搐等）是否与心血管病变有关，可协助诊断和鉴别诊断。

（2）心律失常诊治中的应用：捕捉发作性心律失常，明确诊断；对任何类型的心律失常进行定性和定量分析，了解发生机制、判断程度和危险性、推测预后；了解心律失常发生与日常活动的关系；发现其他心电改变，协助诊断心律失常的病因；评价抗心律失常药物的疗效、毒性、致心律失常作用；协助诊断病态窦房结综合征。

（3）在冠心病诊治中的应用：对不同阶段冠心病患者的诊断和治疗都有指导作用。如可确定有无心肌缺血，协助诊断冠心病；定性和定量分析心肌缺血，对严重程度与日常活动的关系等进行判断；诊断不同类型的心绞痛，对发作特点、严重程度等进行判断。特别对诊断无症状心肌缺血、不典型心绞痛、变异性心绞痛等价值更大；评定心肌梗死病人是否仍有心肌缺血、心脏功能状态、储备能力、是否需要调整治疗，估测预后等，指导康复治疗；对于进行药物干预、介入治疗、搭桥术后的病人，判定疗效、危险分层、预后推测等有指导意义。可在某种程度上替代运动负荷试验。

（4）在心脏起搏治疗中的应用：协助决定和选择起搏器治疗的适应症、适用起搏器类型，评定起搏器功能及监测起搏器引起的心律失常。适用于缓慢或快速心律失常病人需安装心脏起搏器治疗者、随访已安装永久心脏起搏器病人起搏器功能和疗效者、安装起搏器进行抗心律失常治疗者。

（5）根据心率变异性变化判断心脏自主神经功能状态。协助诊治各种心血管疾病，判断预后；协助诊断心脏神经官能症、更年期综合症；了解抗心律失常、抗心肌缺血药物等对心脏自主神经功能的影响。

（6）特殊工作人员的选定：对航空、航天、潜水、重负荷等特殊工作环境下工作的人员应用此检查能更全面地对人体健康状况进行评估。

需要指出的是，心电图只是心脏激动的电学活动记录，受着互相拮抗和个体差异等多种因素的影响。某些心脏病，如高血压病、肥厚性心肌病等在早期阶段，心电图可以正常，心肌缺血的病人心电图阳性率不足40％；而心电图异常，如偶发的早搏，未必一定有心脏病。病因不同的心脏病可以引起同一种心电图图形的改变，加之心电图不能直接反映出心瓣膜活动、心音变化及心脏功能状态，因此心电图检查必须密切结合临床，绝不能代替详细的问诊、全面的体格检查以及其他必要的检查。

二、超声检查

130. 超声波检查的原理及意义是什么？

医用超声诊断是利用超声波在人体组织传播过程中，经过声波反射等原理，将获得的信息综合分析形成波形或图像，以探查体内器官生理和病理变化，由此诊断疾病的一种检查方法。医用超声的强度低，一般对人体无害，但对生殖细胞、胚胎等娇嫩组织是否有潜在性危害目前尚无定论。随着科学技术的发展，B超由黑白走向"彩色"。多普勒成像是通过多普勒技术得到的物体运动速度在某一平面内的分布，并以灰度或彩色方式形成图像。在二维超声图像的基础上，用彩色图像实时显示血流的方向和速度的超声诊断技术，称为彩色多普勒血流成像法或彩色血流图（即"彩超"）。在彩色血流图上，通过彩色显示了血流的方向、速度及湍流的程度（分散度）。在诊断心脏、消化、泌尿系统等疾病时，常通过彩超获取主肺动脉、门静脉、肝动脉、肾动脉的血流信息，这极好地为临床提供了实时血流分析的资料。

超声检查的主要用途

（1）检查实质性脏器的大小、形态、边界及脏器内部回声。超声检查可以测定肝脏、肾脏、胰腺、子宫及卵巢等实质性脏器的各径线值；了解其外形特征、边缘及边界的光滑度、内部支持结构和管道结构情况。根据脏器内部回声所示光点的密度、粗细、亮度及分布均匀度等特征，可发现各种类型的病变。

（2）检测某些囊性器官（如胆囊、胆道、膀胱等）的形态、走向及功能状态。

（3）检测心脏、大血管和外周血管的结构、功能及血流动力学状态，包括对各种先天性和后天性心脏病、血管畸形及闭塞性血管病变的诊断。

（4）检测脏器内各种局灶性病变的物理特性。

（5）检测积液（如胸腔积液、腹腔积液等）的存在与否，以及对积液量的多少作出初步估计。

（6）对各种病变，如急性胰腺炎、甲状腺肿块等经治疗后进行动态随访。

（7）引导穿刺、活检及导管插入。在超声引导下进行穿刺，做针吸细胞学或组织学活检，或进行某些引流及药物注入治疗等。

超声波检查以其价格适中、无创伤、方便快捷等优点，已成为健康体检中必不可少的检查项目。

131. 超声波的常见检查部位是哪些？

（1）腹部

B超能迅速地检查出肝脏、胆囊、胆管、脾脏、胰腺、肾脏、肾上腺、膀胱、前列腺等脏器的大小，形状变化，是否处于正常位置，有无受到周围肿瘤或脏器的压迫，能确切地判定腹腔内肿物的部位以及与周围脏器的关系，能准确地辨别出肿物是实质性的还是液体性囊肿、血肿及脓肿等；根据肿块的影像学特点，能对某些肿瘤是良性还是恶性做出提示性鉴别诊断；B超能准确判断腹腔内有无腹水，即使少量腹水用B超也可以测出；可查出腹腔、盆腔内1厘米以上肿大的淋巴结；可以观察胆囊的收缩情况，作出胆囊功能的判断。值得一提的是，B超在以下3个方面较有优势：①胆囊及胆道或泌尿系结石的诊断，②黄疸性质的鉴别，③实质性和囊性肿物的区分诊断。

（2）妇科

B超可检查乳房、子宫、卵巢的大小、位置、形状，有无发育异常、有无肿瘤以及肿瘤与子宫和卵巢的关系，可查出盆腔内有无异常积液，子宫腔内有无异物等。对于肥胖、腹壁紧张，尤其未婚妇女或婴幼儿，无法查清盆腔内情况时，均可应用B超进行检查。

（3）产科

早孕时可显示完整子宫及其内的胎囊、胎芽、胎心、胎动情况。

中晚孕时用来确定胎位，观察胎儿各器官及发育情况，观察羊水量及性质，观察胎盘定位及判定成熟度，观察脐带位置，有无绕颈、过短，观察子宫及其周围有无合并其他疾病。

（4）甲状腺、腮腺等小器官

超声可用来观察甲状腺、腮腺等浅表小器官的情况，测量腺体的大小、内部有无异常包块，包块是实性还是囊性，包块血流情况等。

（5）乳腺超声

超声检查乳腺无放射性，适合于年轻妇女，特别是妊娠、哺乳期妇女检查。利用超声检查既对患者无损伤，又方便、快捷、经济，适合于大范围的妇女乳腺疾病筛查。超声可发现直径1厘米以下的肿瘤，有利于乳癌的早期诊断、早期治疗。超声最适合于鉴别肿物的囊性与实性，特别在哺乳期的肿物，超声可以区分是积乳、乳腺炎或肿瘤。超声可以显示乳腺内的细微结构，可以显示皮肤、皮下组织、腺体、胸大肌及肋骨等，十分有利于肿物的定位。当乳腺内发现有肿块时，为了确定其良恶性，需探测腋窝及锁骨上有无淋巴结肿大。可提供淋巴结大小及其位置。超声定位准确，对<1厘米的肿物都能获得满意的定位活检效果，目前已被临床广泛采用。当乳腺内肿物很小时，外科手术有时很难找到肿物，甚至误切正常组织，而将肿物保留。术前超声引导下注入美蓝，使肿物染色，有利于术中迅速找到肿物。

（6）心脏超声

心脏彩超是健康体检中的重要项目，用于对冠心病、心肌梗塞、心肌缺血、高血压病、风湿性心脏病、心功能不全、心肌炎、心肌病等的诊断提供依据。其作用概括起来有：

①心脏结构异常判断：如结构缺损、增加、增厚、狭窄、增宽、裂口等，人工瓣膜功能评价。

②心脏结构关系异常判断：如静脉

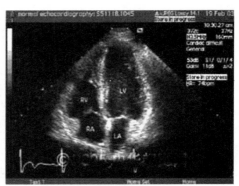

心脏彩超示心腔四腔图

与心房、心房与心室、心室与大动脉相连接的部位异常及错位。

③心肌功能及泵血功能。

④心脏血液动力学改变，如流速、压力、流量、有无异常分流等检测。因此，对于老年人及有糖尿病、高血压病、心肌供血不足、肺气肿、肺心病、房颤的人，甚至以往无明确诊断但有胸闷、憋气、心悸症状的人，体检时加做心脏彩超是非常必要的。

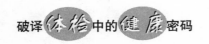

132. 腹部超声检查前的注意事项有哪些？

（1）腹部超声检查的前一天晚餐，应以清淡少渣的食物为主，如：稀饭、咸菜等。要保证禁食禁水 8～12 个小时以上，检查当日早晨，应禁早餐和水，以保证上午在空腹情况下检查。空腹的目的主要是为减轻胃肠内容物和气体对超声波声束的干扰，保证胆囊及胆道内有足够的胆汁充盈。

（2）做 B 超检查前 2～3 天，应避免进行胃肠道钡餐造影和胆道造影。对于因消化系统疾病就诊的病人，有时医生会同时开出钡餐透视和 B 超检查单，病人最好先行 B 超检查，再行钡餐造影。因为胃肠道内若有钡剂存留，不仅影响胆囊、胰腺的超声显像，而且还容易发生误诊。

（3）做泌尿系统 B 超检查，特别是输尿管和膀胱 B 超检查时，应在检查前 1～2 小时，饮温水 400～600 毫升，待膀胱充盈后再检查。如果体检者需要同时做胆囊、胆道及泌尿系统检查时，最好检查当日不排晨尿，这样不必喝水即可达到膀胱充盈的目的。

133. 妇科超声检查前的注意事项有哪些？

（1）怀孕或可能已受孕的女士避免阴式超声检查。

（2）未婚、没有性生活史的女士应避免阴式超声检查，应饮水憋尿，使膀胱充盈后行腹部检查。

（3）做阴式超声检查时，应避开月经期。

134. 超声检查有哪些局限性？

虽然超声检查在体检中发挥着非常重要的作用，但我们要理解超声检查也不是万能的，也有其自身的不足。首先是它的穿透力弱，很难达到骨骼、空气等的深部，所以对含气性器官，如肺、胃肠等难以探测。目前的仪器，对 1 厘米左右的肿瘤组织不易检出，故超声检查阴性并不排除小于 1 厘米左右的肿瘤病灶的存在。其次，由于存在多次重复反射等假反射现象，因此有时易造成漏诊和误诊。超声检查一定要与化验检查指标、X 线结果等相结合进行分析。

第五章　放射科项目

一、常规 X 线检查

135. 数字化 X 射线摄影系统（DR）检查的内容及意义是什么？

计算机数字图像处理技术与 X 射线放射技术相结合而形成的一种先进的 X 线机，具有成像速度快、放射剂量低、图像动态范围大、图像后处理功能强等特点，可以对胸部结构（肺脏、纵隔的血管和气管）、骨骼结构、关节软骨及软组织进行成像，也可观察肠管积气、气腹和结石等含钙病变。

136. 数字化 X 射线摄影系统（DR）检查的注意事项有哪些？

放射性有害于人体健康，所以孕妇一般不宜做 X 线检查，育龄妇女进行腹部或骨盆 DR 检查前，必须主动告诉工作人员是否怀孕；3 岁以下儿童尽量避免 X 线检查；在行 DR 检查时，除受检者及必要的陪伴外，其他人员不应在检查室内，必需的家属或陪伴人员应采取相应的防护措施；检查时，受检者应事先除去在检查部位可能留下伪影的物品，例如金属饰品、带金属丝的胸罩、玉器、敷料、膏药、橡胶制品等。

137. DR 检查部位的正常表现如何？

DR 提供的平片只是一个初步筛查的工具，提供的影像是组织重叠像，不能对大多数病变进行定量、定性、定位，如果病变密度与正常组织差别达到虽然小但仍然能在 DR 片子上用肉眼分辨出来的程度，最终诊断仍然需要进一步进行 CT 和其他检查。

DR 胸部检查正常表现：胸廓对称，两肺纹理清晰，肺透亮度适当，肺内未

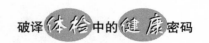

见实变影，肺门结构正常，纵膈不宽，主动脉正常，心脏大小、形态正常，两膈面光滑，肋膈角锐利。

DR 脊柱检查正常表现：成人脊柱正常直立，矢状位呈 "S" 形弯曲，颈椎、腰椎前凸，胸椎、骶尾椎后凸，顺列对位正常，椎体形态正常，边缘光滑，骨小梁正常，关节间隙不窄，椎间孔不小，椎弓根无破坏，椎小关节突、关节面光滑，椎旁软组织无肿胀。

DR 关节检查正常表现：关节位置正常，关节组成各骨骨小梁正常，骨皮质完整，骨髓腔密度均匀。关节间隙不窄，关节面光滑，关节面及关节边缘无增生和硬化，关节周围软组织不肿。

二、CT 检查

138. 计算机断层扫描（CT）的内容及意义是什么？

目前最先进的是多层螺旋 CT，在短时间内对身体的较大范围进行不间断的数据采集，可获得大量信息，经过计算机的后处理，可以完成许多技术的成像，从而发现更加细小的病变组织。当 X 线平片和超声诊断困难时，可行 CT 检查。当病变组织和正常组织密度接近，难以辨别性质时，可以增强扫描。

由于 X 光为放射源，所以会对人体造成一定伤害，孕妇和婴幼儿应尽量避免。注意事项同 DR。

CT 可以检查的部位：颅脑、颈部、胸部、腹部、五官、脊柱。

三、核磁共振检查

139. 核磁共振成像（MRI）的内容及意义是什么？

MRI 是把核磁共振原理同空间编码技术结合起来，完成图像重建，显示人体内部各位置的特征。具有无电离辐射、无骨性伪影、多方向和多参数成像、高度的软组织分辨能力、无需使用对比剂即可显示血管结构等独特的优点，是继 X-CT 之后在三维成像技术方面的又一重大成就，它的潜在发展能力大大超过了其他成像诊断技术。

MRI 检查的内容如下。

（1）神经系统病变：脑梗塞、脑肿瘤、炎症、变性疾病、先天畸形、外伤等，目前积累了丰富的经验，对病变的定位、定性诊断较为准确、及时，可发现早期病变。

（2）心血管系统：可用于心血管疾病、心肌病、心包肿瘤、心包积液以及主动脉附壁血栓、内膜片的剥离等的诊断。

（3）胸部病变：能清晰反映纵隔内的肿物、淋巴结以及胸膜病变等。

（4）腹部器官：肝癌、肝血管瘤、肝囊肿、胰腺癌、胆道疾病及其他腹腔内肿块的诊断与鉴别诊断，尤其是腹膜后的病变。

（5）盆腔脏器：子宫肌瘤、子宫其他肿瘤、卵巢肿瘤，盆腔内包块的定性定位，直肠、前列腺和膀胱的肿物等的诊断。

（6）骨与关节：骨内感染、肿瘤、外伤、退行性病变的诊断与病变范围，尤其对一些细微的改变，如骨挫伤等有较大价值。

（7）全身软组织病变：对来源于神经、血管、淋巴管、肌肉、结缔组织的肿瘤、感染、变性病变等，皆可做出较为准确的定位、定性的诊断。

140. 核磁共振成像（MRI）检查的注意事项有哪些？

由于核磁共振检查室内存在非常强大的磁场，因此，装有心脏起搏器者，以及血管手术后留有金属夹、金属支架者，或其他的冠状动脉、食管、前列腺、胆道金属支架手术者，严禁进行核磁共振检查，否则，由于金属受强大磁场的吸引而移动，将可能产生严重后果以致生命危险。身体内有不能除去的其他金属异物，如金属内固定物、人工关节、金属假牙、支架、银夹、弹片等金属存留者，为检查的相对禁忌。必须检查时，应严密观察，以防检查中金属在强大磁场中移动而损伤邻近大血管和重要组织，产生严重后果。如无特殊必要一般不要接受核磁共振检查。有金属避孕环及活动的金属假牙者一定要取出后再进行检查。还应去除身上带的手机、磁卡、手表、硬币、钥匙、打火机、金属皮带、金属项链、金属耳环、金属纽扣及其他金属饰品或金属物品。否则，检查时可能影响磁场的均匀性，造成图像的干扰，形成伪影，不利于病灶的显示，并造成个人财物不必要的损失。而且由于强磁场的作用，金属物品可能被吸进核磁共振机，从而对非常昂贵的核磁共振机造成破坏。

近年来，随着科技的进步与发展，有许多骨科内固定物，特别是脊柱的内固定物，开始用钛合金或钛金属制成。由于钛金属不受磁场的吸引，在磁场中不会移动。因此体内有钛金属内固定物的病人，进行核磁共振检查时是安全的；而且钛金属也不会对核磁共振的图像产生干扰。这对于患有脊柱疾病并且需要接受脊柱内固定手术的病人是非常有价值的。

141. 双源 CT 检查的内容是什么？

双源 CT（Dual Source CT，DSCT）是在目前成熟的 64 排螺旋 CT 的技术上，装有 2 个高压发生器、2 个金属球管、2 套超快速陶瓷探测器组、2 套数据采集系统来采集 CT 图像的。在短时间内，多层面多方位地采集数据，从而降低患者射线总吸收剂量，同时能得到更加清晰的诊断图像。

双源 CT 检查的内容如下。

（1）心脏及冠状动脉成像：不仅能显示心血管腔内影像，而且可显示心血管壁及腔外影像，可进行冠状动脉钙化评分及清晰显示心脏最小冠状动脉和心血管内壁斑块，可对血管狭窄或扩张精确定位并做出准确定性诊断，可预测其临床价值及危险性，给治疗方案的制定提供可靠依据。

（2）头颈部：可以无创性评估颅内血管与颈部血管成像的数据。

（3）胸腹部、骨、软骨、肌腱和韧带：双源 CT 的检查既无创伤性，又有很高的图像清晰度，扫描速度较单源 CT 快至少 1 倍，可在屏一口气的情况完成各种所需部位的检查，甚至是全身扫描。特别是在心血管的检查方面，不受患者心率的影响，可在心跳舒张期或收缩期进行，快心率时的射线辐射剂量仅为单源 CT 的一半，整个检查时间仅为 5 ~ 10 秒。在整个扫描过程中无须医生的干预，扫描前后也无须对患者进行监控。

142. 心脏冠状动脉双源 CT 检查的注意事项有哪些？

（1）检查前 4 小时禁食，检查前 12 小时内不要饮用含咖啡因类物品，如茶、咖啡等，从而避免引起心率上升。

（2）提前至少半小时到达检查室，静坐以稳定心率。

（3）对于心率过快的病人可给予 β-受体阻滞剂降低心率；对于心率较低且相对稳定的病人，可在开始前 1~2 分钟舌下含服硝酸甘油使冠脉扩张，从而达到最好的检查效果。

（4）有明显心律不齐、瓣膜关闭不全等严重心律不齐，放置双腔心脏起搏器，造影剂过敏，孕妇，严重肾功能不全等特殊情况时严禁做此项检查。

（5）糖尿病患者服用二甲双胍时，需要停服二甲双胍 48 小时才能做此项检查，检查完成后 48 小时继续服用。

143. PET-CT 检查的内容及意义是什么？

PET-CT 是 PET（正电子断层扫描）和 CT（计算机断层扫描）有机结合的一种成像技术，一般采用 18FDG 为示踪剂，通过病灶部位对示踪剂的摄取了解病灶的功能代谢状态，再结合 CT 对病灶部位和结构的成像，全面发现病灶，确定病灶的良恶性。可用于肿瘤的诊断、治疗监测，心肌活性的检测，颅脑血管和神经病变的监测。

144. PET-CT 检查前的注意事项有哪些？

（1）对于糖尿病及糖耐量异常的受检者，需在行 18F-FDG PET-CT 检查前将血糖水平控制到 ≤8.3 mmol/L，这样才能保证图像的质量和正确的诊断。糖尿病受检者不必停服降糖药和/或胰岛素，但用药时间距 18F-FDG 注射时间不宜过短。使用胰岛素后 2 小时内注射 18F-FDG 常会导致肌肉及其他软组织摄取增加而降低了肿瘤对 18F-FDG 的摄取。如果检查当天血糖水平无法达到要求，则需重新安排检查时间。

（2）必须询问育龄妇女是否已经怀孕。医务人员必须说明电离辐射存在的危害性，适当的建议后由他们做出判断并最终决定是否要求检查。

（3）哺乳期妇女，建议在注射 18F-FDG 后 24 小时内暂停哺乳，并用吸乳泵将乳汁吸出。

（4）对有幽闭恐怖症、焦虑症及儿童受检者，检查前最好使用一定剂量的肌松剂、镇静剂或一般麻醉药，确保检查顺利完成和图像质量达标。检查前必须协调好受检者家属、护士、麻醉师及扫描人员。

（5）疼痛受检者可能需要采取包括药物、体位在内的不同方法来控制疼痛。

（6）了解病史亦有助于决定是否需要对腹部、盆部作特殊处理，比如口服造影剂、大量饮水、憋尿、某些部位的 CT 薄扫、是否需要延迟显像等等，这些对接下来的读片以及鉴别诊断很有帮助。

（7）检查结束后，受检者要大量饮水，增加核素的排泄，以减少不必要的放射性照射。

145. PET-CT 检查报告的主要内容如何解读？

恶性肿瘤：多呈圆形、类圆形，放射性摄取高，SUV>2.5；一般摄取高低与恶性程度成正比，并有预后提示意义。良性病变一般无明显高摄取，SUV<2，个

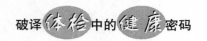

别腺瘤、结核瘤、肉芽肿及霉菌感染可以出现高代谢表现。

四、造影检查

146. 消化道造影检查的内容及意义是什么？

人们通过 X 线可以隔着皮肉看到某些内部器官的形态，因此便产生了 X 线拍片和透视的检查。拍片和透视只能分辨密度相差较大的组织器官，如骨、心、肺等，而对于人体大量密度相差较小的器官和组织，便显得无能为力。于是人们想到了造影检查，即先用高于或低于人体软组织密度的造影剂灌注检查部位，然后进行 X 线检查。由于已灌注造影剂的组织器官与周围部位密度差异变大，在 X 线下形成鲜明对比，便可以发现形态或功能是否异常。1906 年有人发明了钡餐造影检查胃肠，此后各种各样的造影方法和造影剂相继出世。

造影剂按性能分为五大类。一为经肾排泄的造影剂，多用于泌尿系和心血管的造影；二为经肝胆排泄的造影剂，如横番酸等；三为油脂类造影剂，如碘化油、碘苯酯等，主要用于支气管、子宫等管道、体腔等的造影；四为固体造影剂，如硫酸钡，将其调成混悬液吞服或灌肠可用于消化道造影。以上四类造影剂密度均高于人体软组织，统称阳性造影剂，在 X 线片上呈白色。第五类为气体造影剂，如空气、二氧化碳、氧气等，这类造影剂密度低于人体软组织，属阴性造影剂，在 X 线片上呈黑色。

造影是一种常用的 X 线检查方法。目前，尽管有了对组织器官分辨能力比普通 X 线强 100 倍的电子计算机 X 线断层扫描（CT），但造影术仍不失为一种重要的辅助检查方法。

钡餐造影即消化道钡剂造影，是指用硫酸钡作为造影剂，在 X 线照射下显示消化道有无病变的一种检查方法。

X 线检查时，由于人体各种器官、组织的密度和厚度不同，所以显示出黑白的自然层次对比。但在人体的某些部位，尤其是腹部，因为内部好几种器官、组织的密度大体相似，必须导入对人体无害的造影剂（如医用硫酸钡），人为地提高显示对比度，才能达到理想的检查效果。这种检查方法临床上叫做 X 线造影检查。X 线造影检查使用得较多的是胃肠钡餐造影和钡剂灌肠造影。这项检查安全、无创伤，无副作用，但有些患者，如急性呼吸道感染病人，严重心、肝、肾功能不全病人，以及碘试验阳性的病人，一般不适宜做这项检查。

吞钡或钡灌肠检查仅能看到消化道的轮廓，而且充满钡剂的消化道造影常掩盖了微小的病灶，因此常通过口服发泡剂或向肠道注气，使胃肠道内既有高密度的钡剂，又有低密度的气影，这样形成气钡对比造影，容易获得阳性结果。根据临床诊治的需要，可将胃肠钡餐造影分为上消化道钡餐、全消化道钡餐、结肠钡灌肠以及小肠钡灌肠检查。

147. 钡餐检查的注意事项有哪些？

（1）检查前 1～2 天停服不透 X 线或影响胃肠功能的药物，如次碳酸铋、葡萄糖酸钙。

（2）检查前 1 日应进食少渣食物和易消化食物，晚饭后禁食。

（3）有胃潴留的病人检查前 1 晚洗胃，其目的是为了清除胃内容物，利于钡餐检查。

（4）行全消化道钡餐检查时，应于当日凌晨 2 时服硫酸钡粉剂 100 克，用温开水 200～300 毫升调服。

（5）钡餐检查后 1～2 天，服食的钡剂会随大便排出，从而使大便变为白色，这是正常现象，因此不必害怕。

（6）怀孕 3 个月以内的孕妇禁做此项检查。

148. 消化道造影与胃镜检查的特点及意义是什么？

多年来，消化道疾病病因检查一直沿用传统的胃肠 X 线造影检查。1972 年以来，我国临床检查中开始应用新式光导纤维的胃镜。

那么，这两种检查各有什么特点呢？

胃肠 X 线造影检查的优点是可以观察到胃的蠕动状况，用来确诊胃下垂；借助造影剂还可以观察到上消化道跟邻近脏器的关系，有助于诊断左心房扩大和胰头癌等。它的缺点是，造影剂毕竟只能衬托一个"影子"，对浅表的小溃疡、早期胃癌有可能漏诊；正在出血或出血刚止住的病人不能进行检查；检查时病人"吃"的 X 射线较多，对机体有潜在的损害。

胃镜检查的优点是：检查快速、结果较准确；即使在出血时也可检查；对人体的损害小；对怀疑为癌变的部位可以立即摘取少许活组织，做病理检查得出确诊；还可以直接寻找胃黏膜内有无慢性胃炎、溃疡病的致病因素——幽门螺旋杆菌。此外，对评价溃疡病的治疗效果也很可靠，故是进行追踪随访的良好手段。胃镜检查的缺点是：合并重度高血压、重度贫血和严重心肺疾病的患者不适宜检

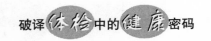

查；活动性病毒性肝炎的病人有发生交叉传染的可能，器械必须经过严格的消毒。

总的说来，胃镜检查由于有快、准的长处，所以优于胃肠 X 线造影检查。至于胃肠 X 线造影检查提及的两点长处，其实并不重要，因为胃下垂不是重要的疾病；诊断左心房扩大、胰头癌目前已有其他更精确、方便的方法。

但从目前临床实际情况来看，愿意选择胃肠 X 线造影检查的病人多，选择胃镜检查的病人少，原因都是担忧插纤维胃镜"吃不消"，其实这完全没有必要。目前使用的纤维胃镜已越来越"纤维化"，检查时除了使咽喉部稍有不适外，并无其他痛苦，建议大多数病人选择胃镜检查为好。

五、钼靶检查

149. 乳腺钼靶检查的临床应用有哪些？

乳腺癌的发病率有逐年上升的趋势，且逐渐成为妇女发病率占第一位的恶性肿瘤。早期、及时、准确地对乳腺癌作出诊断是当务之急。那么乳腺钼靶检查到底是怎样的一种检查，它适合哪些人群？乳腺钼靶检查与乳腺 X 线检查有何区别，照射后是否会诱发癌症？在临床上，经常有患者提出这样一些问题。下面对乳腺钼靶检查作一个简单的介绍。

现代的乳腺 X 线检查始于 20 世纪 60 年代，Gros 首创了钼靶软组织 X 线机。由于钼靶 X 线属于软射线，因而可以较好地识别乳腺内各种软组织以及异常的密度改变，使早期发现乳腺癌以及鉴别乳腺良、恶性病变成为可能。近年来，随着钼铑双靶 X 线机、专用胶片和暗盒的推出，以及全自动曝光、数字化显像灯技术的整合，乳腺 X 线的图像变得更为清晰，而操作也更为简便，为检出乳腺癌创造了理想的技术设备条件。

做钼靶检查时，一般采用拍摄双侧乳腺正位和内外斜位片，特殊情况时需加拍局部点片。投照过程中，机器的压迫板会对乳腺适当施加压迫，会稍感不适，但并无大碍。

乳腺钼靶机发出的软 X 线通过乳腺后照射到装在暗盒中的特殊 X 光片中感光，形成影像。由于乳腺结构中不同组织成分的密度不同，会在 X 片上形成不同的影像表现，医生可通过这些具有密度差别的照片对乳腺疾病进行诊断，如乳腺小叶增生、乳腺纤维瘤、乳腺癌等等。

150. 乳腺钼靶检查的优点有哪些？

（1）它可作为一种相对无创性的检查方法，能比较全面准确地反映出整个乳房的结构。

（2）利用X线检查可以观察各种生理因素（如月经周期、妊娠、哺乳、经产情况及内分泌改变等）对乳腺结构的影响，并可以作动态观察。

（3）比较可靠地鉴别出乳腺的良性病变和恶性肿瘤。可以早期发现乳腺癌，甚至能够检查出临床上未能触到的隐匿性乳癌。

（4）根据X线检查，可发现某些癌前期病变，并可以进行随访摄片观察。

（5）对乳腺癌患者进行放疗、化疗后的病变情况进行随访检查，观察疗效，并对健侧乳房进行定期监测。

151. 乳腺钼靶检查的意义是什么？

（1）钙化

钼靶图像上的钙化情况有：片状钙化、簇状钙化、细点状微小钙化等。乳腺钼靶X线影像的计算机辅助检测微小钙化点已成为乳癌早期诊断的研究热点。这主要是因为细小的、颗粒状的、成簇的微钙化点是乳癌的一个重要的早期表现。国外统计资料表明，30%～50%的乳腺恶性肿瘤伴有微钙化。

（2）肿物

在两个不同投照位置均可见到占位性病变，其中以其边缘征象对判断肿块的性质最为重要，可表现为边缘清晰、模糊、浸润性生长，或可见到从肿块边缘发出的放射状线影。乳腺肿块与其周围乳腺组织相比，多数呈高或等密度，极少数可表现为低密度。

（3）结构扭曲

是指正常结构被扭曲，但无明确的肿块可见，包括从一点发出的放射状影和局灶性收缩，或者在实质发生的边缘扭曲。

（4）其他征象

如乳头、皮肤、腋窝淋巴结等。

152. 如何读懂钼靶检查的结果？

首先了解BI-RADS报告系统。

BI-RADS 0级：需要结合其他检查。

BI-RADS 1 级：阴性。

BI-RADS 2 级：良性。

BI-RADS 3 级：良性可能，需短期随访。

BI-RADS 4 级：可疑恶性，建议活检。

4A：低度可疑

4B：中度可疑

4C：高度但不肯定

BI-RADS 5 级：高度恶性。

BI-RADS 6 级：已经病理证实恶性。

在此讨论一下乳腺钼靶检查中乳腺癌的一些表现。乳腺癌在 X 线片中的直接征象主要包括肿块结节影和微小钙化。恶性肿块影常不规则，边缘有毛刺，密度较周围腺体高。微小钙化灶在乳腺癌早期诊断中具有十分重要的临床意义。但是，并非所有的乳腺 X 线片上的微小钙化灶都是恶性的。乳腺癌的钙化点一般表现为泥沙样，成簇或沿导管区段分布。若在每平方米中有 15 个以上的细小钙化点时，常需要考虑为乳腺癌。

153. 乳腺钼靶检查的诊断敏感性和特异性怎样？

受乳腺致密或者病灶与周围组织密度相近等因素的影响，乳腺 X 线检查可能存在漏诊的情况。目前，对于乳腺 X 线普查间歇期内发生的乳腺癌是漏诊还是新发生的病例尚无有效的区分方法，但大多数学者赞同将乳腺 X 线漏诊定义为影像学诊断为阴性而在此后 1 年之内发生乳腺癌的情况。

乳腺 X 线检查的特异性和阳性预测值直接影响到它作为一种普查工具的应用价值。文献报道，乳腺 X 线普查中发现异常的概率为 5%~7%，各年龄组没有差别。但阳性预测值随年龄增长而增加，这是年轻妇女乳腺癌发生率较低的缘故。

154. 乳房钼靶检查的适应症有哪些？

定期进行乳腺 X 线检查的目的主要是早期发现乳腺癌。

国外一般建议：①每位年龄在 35~40 岁的妇女要做一次乳腺 X 线摄影，可与未来做的乳腺摄影对照，以比较其中的变化，通常称作基准的乳腺摄影。②40~49 岁的妇女每隔一年要做一次。③50 岁以上则需每年检查一次。

参考国外的建议，结合我国的国情，当遇到以下情况时，要考虑进行定期乳腺 X 线检查：

（1）35 岁以上有母系（母亲、姐妹等）乳腺癌家族史者。

（2）高年（35 岁以上）初产或从未生育的妇女。

（3）曾患乳腺良性病变（如良性肿瘤、乳腺增生病等）的妇女。

（4）曾患对侧乳腺癌的患者。

（5）临床或其他检查怀疑有病变者。

（6）绝经期较晚（>55 岁）的妇女。

（7）乳房较大，临床触诊不满意者。

155. 钼靶放射剂量限制以及适宜年龄如何？

X 射线对人体有害，并可能诱发乳腺癌。但研究发现，每年 1 次摄片的放射剂量低于 1rad（拉德），对于 40 岁以上的妇女并不会造成影响。由于年轻妇女的乳腺正处于对射线敏感的时期，而且此时乳腺组织比较致密不易检出病灶，故一般认为 35 岁以下的妇女不适宜行乳腺 X 线检查。

156. 乳腺钼靶检查前患者需要克服的问题及方法有哪些？

（1）紧张和焦虑：可以跟大夫交谈，直接把自己的问题说出来。实际上，幽默、开朗的人在什么地方都是受欢迎的。

（2）担心钼靶 X 线检查的结果，害怕得乳腺癌：试想如果检查后并不是预想的恶劣结果，提前付出的担心、焦虑岂不是很不划算？

（3）在乳腺拍片机前感到无所适从：机器尽管是冰凉，但是它很敏感，而且忠实，会最大限度地给我们提供帮助，算得上是铁血柔情，所以我们大可不必害怕它。

（4）拍片时压迫板压迫带来的不适：自从将 X 线运用到乳腺检查以来，尚无患者因为疼痛导致休克的报道。那些挤压引起的不舒服，甚至算不上疼痛，很快就会消失。

六、红外热像仪

157. 医用红外热像仪的原理及意义是什么？

凡是温度高于绝对零度的物体均发射出红外辐射。人体的正常温度约 37 ℃，人体皮肤的发射率为 0.98，可近似为一种 300K 的黑体。当室温低于体温时，人体即通过皮肤发射出肉眼看不见的红外辐射能量，该能量的大小及分布与温度成正比。当人体某些部位患病时，通常存在温度的变化，有的温度升高（如炎症、肿瘤等），有的温度降低（如脉管炎、动脉硬化等）。借助于红外成像技术可以清晰、准确、及时地发现人体由于不同原因而引起的微小的温度变化。

红外热像仪能精确给出人体温度分布，根据人体温度变化的异常做早期诊断，以便早期治疗，是一种无创、无辐射、无痛的检查手段。

158. 红外热像仪检查的部位有哪些？

适合体检及临床应用，对头部、颈部、胃肠、乳腺、肺部、肝、胆、心血管、前列腺、脊柱四肢血管等，特别是炎症、肿瘤、周围神经病变，可作出诊断，尤其适用于疗效观察方面，有利于达到医患共识。对疼痛、腹腔出血等疑难病症作出诊断，对判断是充血性炎症，还是缺血性炎症（含妇科）非常明显。红外热像仪似乎是诊断疼痛客观存在的唯一手段。由于红外热像仪温度灵敏度极高，对人体的功能可提前发现阳性改变，这样不仅在临床阶段使用，而且可以提前到预防保健阶段。这种无创伤检测手段，越来越受到关注和欢迎。具体的检查部位包括：

(1) 神经系统疾病

慢性和急性背痛、椎间盘和脊柱神经损伤、脊椎椎管狭窄、周围神经损伤、灼痛、自由神经损伤、多汗症、脑血管室外面瘫、偏头痛、患者神经异常。

(2) 癌性疾病筛查

乳腺、甲状腺和甲状旁腺。

(3) 血管疾病

深静脉疾病、反射性交感神经营养障碍、静脉曲张、血栓形成、周围血管病、布格氏病、雷诺氏症候病、血管炎性疾病。

(4) 骨骼肌疾病

肌筋膜痛病、关节炎、臂丛损伤、腕管症候、类风湿性关节炎、肌肉痉挛、扭伤和劳损、肌筋膜炎。

159. 红外热像仪检查前注意事项有哪些？

（1）检查前一天应注意洗浴。

（2）检查前应避免饮酒或进食辛辣食品。

（3）检查时应除去外用膏药或贴剂。

（4）检查前应避免运动量过大。

第六章 内窥镜检查项目

一、电子胃镜

将一条纤细、柔软的管子伸入胃中，医生可以直接观察食道、胃和十二指肠的病变，尤其是微小的病变。

160. 哪些人适合进行胃镜检查？

（1）上腹部不适，怀疑有上消化道病变，包括炎症（化学性和反流性）、溃疡、肿瘤、狭窄、裂孔疝、食管静脉曲张及上消化道异物等，临床确诊困难者。

（2）原因不明的上消化道出血者，应进行急诊胃镜检查。

（3）X线钡餐检查不能确诊或怀疑有病变者。

（4）对癌前损害及癌前病变的随访。

（5）无症状高危人群的肿瘤普查。

（6）需要进行内镜治疗的上消化道病变。

161. 哪些人不宜进行电子胃镜检查？

（1）严重的心肺疾病，如严重心律失常、急性心肌梗死、重度心力衰竭、哮喘及呼吸衰竭不能平卧的患者。

（2）食管、胃、十二指肠穿孔的急性期。

（3）急性重症咽喉部疾患者。

（4）腐蚀性食管损伤的急性期。

（5）精神失常不能合作的患者。

（6）脑卒中患者。

相对禁忌症：

（1）严重高血压患者，血压偏高。

（2）严重出血倾向。

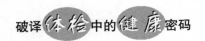

（3）高度脊柱畸形。

（4）消化道巨大憩室。

（5）年高多病的老年患者应慎重检查，必要时施行心电监护。

162. 电子胃镜检查前的准备及注意事项有哪些？

（1）检查前至少要空腹 6 小时以上。如当日上午检查，前一日晚餐后要禁食，当日免早餐；如当日下午检查，早餐可吃清淡半流质食物，中午禁食。重症及体质虚弱禁食后体力难以支持者，检查前应静脉注射高渗葡萄糖液。

（2）检查前一天禁止吸烟，以免检查时因咳嗽影响插管；禁烟还可减少胃酸分泌，便于医生观察。

（3）注意是否有普鲁卡因等局麻药过敏史，并取下活动假牙。

（4）口服去泡剂，使胃内带泡沫的黏液消失，有利于黏膜病变的观察。

（5）咽部局麻：先将 2% 丁卡因胶浆 3～5 毫升，经注射管涂于咽部，并含服 3～5 分钟后咽下，然后再用 2% 利多卡因喷雾喷咽部 1～2 次。局麻后 2 小时内禁食水，避免会咽功能未回复，食水误吸入气管，引起呛咳，甚至导致吸入性肺炎。

163. 电子胃镜检查后的注意事项有哪些？

（1）无活检者等麻药过后约 30 分钟才能进食，若活检者则需 2 小时后始能进食温凉流质饮食，以减少对胃黏膜创伤面的摩擦。

（2）术后可能会有咽喉部不适或疼痛，或出现声音嘶哑，短时间内会有好转，不必紧张，可用淡盐水含漱或用喉片。

（3）注意观察有无活动性出血，如呕血、便血，有无腹痛、腹胀，有无重要生命体征改变，如心率、血压等。发现异常立即就诊。

注意并发症：一般检查安全性较高，并发症的发生率不超过 0.2%。并发症主要包括出血、穿孔、喉头痉挛、癔症、心脏骤停、心律紊乱、术后感染及麻醉意外等，老年患者易发生吸入性肺炎。在准备充分的情况下，患者对检查有较好的耐受性，但对患有多脏器疾病的患者，尤其是严重心脑肺等疾病合并存在时，并发症发生率相对增高，所以检查时特别要重视预防。

二、电子肠镜

164. 电子肠镜检查的意义是什么？

是利用一条长约 140 厘米可弯曲、末端装有一个光源并带有微型电子摄影机的纤维软管，由肛门慢慢伸入大肠，以检查大肠部位的病变、肿瘤或溃疡，如有需要可取组织检验或行大肠息肉切除。

165. 哪些人应该进行电子肠镜检查？

（1）不明原因的下消化道出血、大便潜血阳性、慢性腹泻。

（2）腹部包块及中下腹痛。

（3）大肠息肉、肿瘤出血等病变需做肠镜下治疗。

（4）结肠术后及结肠镜治疗术后需定期复查肠镜者。

（5）大肠癌普查。

166. 哪些人不宜进行电子肠镜检查？

（1）严重的心肺疾病，如严重心律失常、急性心肌梗塞、重度心力衰竭、哮喘及呼吸衰竭不能平卧的患者。

（2）肠道严重狭窄及放射治疗引起的肠道放射性坏死者，伴有下消化道出血的急性肠炎以及肛裂、肛周脓肿者。

（3）女性月经期。

（4）肠道清洁差而无法观察者。

167. 电子肠镜检查前的准备及注意事项有哪些？

（1）术前应查阅患者的 X 线片及以往肠镜检查结果。应根据不同人群的胃肠运动及排便情况选择合适的方案，并注意保证夜间得到较充足的睡眠。

（2）术前肠道准备各医院略有不同。解放军 306 医院内窥镜室采用的方法是检查前两天全天进无渣软食（如面条、馒头、豆腐、鸡蛋等，禁食肉、蔬菜、水果类食物）；检查当日早晨禁食，11 点前可饮用无色白糖水，11 点后禁食水；检查当日早晨 8 点将复方聚乙二醇电解质散两包冲入 2 000 毫升温开水中 2 小时内喝完，服药期间不要平卧，尽量多走动，可同时轻揉小腹增加肠蠕动，促进粪便排出，直至大便呈清水样（透明、无渣）。

168. 电子肠镜检查后注意事项有哪些？

术后注意进食温、软食物，术后 4~6 小时禁止开车、骑车，三日内避免剧烈活动和重体力劳动。

注意并发症：在严格掌握适应症和禁忌症的情况下，肠镜检查是较安全的，并发症发生率在 0.09%~0.4% 之间，并发症包括出血、穿孔及虚脱。

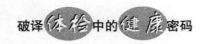

三、如何合理选择影像学检查项目

169. 影像学检查是万能的吗？

　　X 线、超声、CT（计算机 X 线断层扫描技术）、MRI（核磁共振成像）等都属于影像学检查，由于各自的技术原理不同，用于诊断不同部位亦各有优缺点，检查人体不同器官的疾病应合理选择影像学检查。任何一种影像学检查手段都不是万能的。

170. 胸部疾病，如何合理选择影像学检查？

　　胸部含有多个器官组织，可以说，所有的医学影像学检查方法都能在胸部应用，但它们的应用选择也有原则可循。先简后繁、先廉后贵、效率为上、最好无创，这是所有部位、所有医学影像学检查选择应用中应该遵循的基本原则，在胸部疾病的检查诊断中也不例外。

　　胸部 DR 检查在胸部检查中通常作为一个必检的项目。肺是胸部病变最常发生的部位，也是我们最关心的器官之一。肺内含有大量的空气，密度很小，对 X 线的阻挡最少，与周围的其他器官如心脏纵膈、胸壁软组织及骨骼能够形成清晰的密度对比，用 X 线诊断学中的一个术语来说，就是自然对比良好。一旦肺内出现了病变，这种对比将发生变化，影像显示相对比较粗略的普通胸部 DR（数字化 X 射线摄影系统）检查，也能较容易地显示出相应的"阴影"，从而得到及时的诊断。在透视检查过程中，我们可以多角度地观察，可以很满意地观察到呼吸的运动、心脏的搏动、膈肌的起伏。当然，作为首选的检查并非就是最好的检查，胸部 DR 并不能替我们解决所有的胸部疾病诊断问题。

　　在不同的诊断目的下，我们的选择可能会有不同的改变。例如，我们要排除肋骨骨折，或者是要仔细研究胸透所发现的异常阴影的性质，就应该选用胸部数字 X 线摄片了。胸片对于心脏疾病以及较大的纵膈病变也有一定的诊断价值，同样优于透视。

　　然而，胸片显示的是平面图像，有些病变会有重叠。为了解决这一问题，胸部 CT 可算是一种很好的选择了。而且 CT 的密度分辨率特别高，能够查出透视或胸片所无法显示的某些胸部病变。一般来说，超声检查对于肺部病变的检查效果差，MRI 检查也缺乏明显的优势，因而其应用受到限制。

　　对于纵膈，也就是处于两侧肺中间的那部分软组织来说，胸部透视或照片的诊断效能也嫌不足。纵隔实际上是多种器官组织的复合体,其内部各组织器官的自然对比不良,超声检查由于受到胸骨、胸椎、肋骨和肺内气体的影响,声波或被吸收或被反射。CT 在纵隔疾病的诊断中具有独特的价值,这得益于它具有良好的密度分辨力,以及无组织重叠、无检查盲区。它不但能发现纵隔肿瘤的有无,也能确定其病变范围,在定位和定性诊断方面对于普通 X 线诊断来说都有质的飞跃。MRI 在纵隔病变的定位和定性诊断方面一般不逊于 CT。由于具有多方位成像、软组织分辨率高以及血液流空现象,因而在确定病变是否累及血管、鉴别肿瘤复发与放疗后纤维化等方面优于 CT,在后纵隔脊柱旁病变的显示方面也较 CT 为优。

171. 心脏和肺部疾病,如何合理选择影像学检查?

如果一位患者怀疑他自己患有心脏病,我们应该如何选择检查方法呢?要检查心脏的疾病,临床听诊和心电图检查常常是必需的。最简单、最容易想起的医学影像学检查方法是 X 线平片检查,它能够显示心脏、大血管的轮廓、形态、瓣膜以及动脉壁上的钙化。根据平片所见,往往可以对心脏疾病作出初步判断,但平片检查局限性仍很大。超声检查在心脏疾病的检查中有重要的地位。超声不仅能实时地显示心脏瓣膜的形态、活动状况、增厚程度、关闭情况和附着位置等,还能观察血流动力学变化,各房、室大小及心脏功能,在诊断心瓣膜病、先天性心脏病、心肌病、心包积液及缩窄性改变、心腔内良、恶性肿瘤以及进行心室壁厚度的测量等方面,超声检查可作首选或筛选的影像学检查方法。但超声检查也存在着空间分辨率低,不能有效地显示冠脉分支和肺循环状态的缺点。

造影检查是心脏、大血管疾病影像诊断中最精确的方法。随着技术的进步、设备性能的提高,心脏、大血管造影、冠状动脉造影等,显影越来越清晰,诊断快捷而明确。凡拟行心脏手术者,几乎在手术前都要做这类检查。但是,心脏的造影检查对技术、设备的要求很高,也存在着比较大的风险。金标准不一定是值得首选的方法,寻找有效的替代方法始终是值得研究的课题。现代最新的多层螺旋 CT 机扫描速度非常快,显示能力越来越强大,其配合心电门控触发、容积重建、冠状动脉测量、心肌功能分析等先进的软件和后处理技术,对心脏血管疾病的诊断价值已达到很高的水准,对造影检查这个金标准提出了挑战。MRI 对心脏、大血管的解剖及功能状态检查的研究也在逐渐增多。随着软、硬件的不断升级,MRI 在心脏病的诊断中可能将扮演更为重要的角色。

介入放射学的重要分支之一——介入心脏病学的迅速崛起,成为心脏病影像诊断方法中的一支生力军。许多新的介入治疗方法,如经皮血管腔内成形术、冠脉支架植入术、未闭动脉导管栓堵术、瓣膜成形术、缺损修补术、心包引流术、心脏起搏器安置术等等都得到了比较广泛的开展。诊断与治疗一体化是介入放射学有别于任何其他检查方法的重要优势，因此，在选择检查方法时，还得考虑这个因素。

螺旋 CT 血管造影（CTA）在肺动脉栓塞的诊断中可发挥重要作用。这是一种扫描速度快、图像清晰、几乎无创伤的检查手段，可显示到肺段动脉水平，能清楚地显示栓塞的部位和形态，还能得到肺血流灌注信息以及肺血管的走行、分布情况，从而对治疗方案的选择和疗效评价提供可靠的影像学证据。

超声心动图，特别是食管内超声，不但可以显示位于肺动脉主干部及左右主支内的大块栓塞，又可显示心脏的形态、功能情况。主要适用于急性大块性肺动脉栓塞、病情危急，又需要排除或鉴别心脏疾病的患者。

核素显像也可作为肺动脉栓塞的筛选诊断方法。肺灌注显像能准确地显示肺血流灌注情况，敏感性很高，但任何造成局部血流减少的因素都可能导致肺灌注显像异常，因而特异性差。肺灌注显像与肺通气显像相结合可明显提高肺动脉栓塞诊断的特异性，但仍不能直接显示栓塞的部位、形态。

肺动脉造影，特别是 DSA 肺动脉造影，通过介入插管，将造影导管插至肺动脉，进行血管造影，可以清晰地显示肺动脉的阻塞部位和阻塞范围。在明确了诊断之后，可即刻转入治疗步骤：碎栓、取栓或溶栓，迅速地打通血流的通道，挽救生命于危难之中。

172. 腹部疾病，如何合理选择影像学检查？

腹部检查，超声先行

对于腹部的实质性脏器来说，应用超声波检查可说是用得其所了。肝、脾、肾是腹部的重要实质性器官，应用 B 型超声检查，能够清晰地观察到它们的形状、大小、轮廓以及与周围器官的相邻关系。当这些器官出现病变之后，其回声性质将发生变化，在超声影像上也能得到比较清楚的显示。胆囊是位于腹部，与肝相邻的一个囊性器官，通过肝脏这一良好透声窗，可清晰显示胆囊壁结构，其囊壁的回声与囊内的胆汁回声完全不同，囊内如果有结石或息肉等病变又会出现另一种截然不同的回声。

当然，超声图像显示相对较粗糙，并不能解决肝、胆、脾、肾等腹部脏器所有病变的诊断问题。操作者的技术水平和认真程度对正确诊断的影响很大，难以避免漏、误诊的发生。但超声检查仍不失为肝、肾、脾、胆等腹部脏器的首选的影像学检查项目。

既然超声检查有缺陷，那么，假如经过超声检查发现了病变但又不能确诊，或者是临床上高度怀疑有病变而超声检查又未能发现病灶，我们又该怎么办呢？一般来说，接下来应该选择 CT 检查，其他的影像学检查方法如 MRI、核医学检查、X 线平片及造影检查等可作为补充。对于具体的脏器或某一种病变来说，其选择也有所不同。

对于肝癌的诊断，CT 优于超声检查，中高场 MRI 对肝癌病灶的检出和定性略优于 CT。近年来快扫 MR 序列的开发和体部表面线圈的应用，使肝脏 MRI 的信噪比明显提高，图像更加清晰，对肝内占位性病变的检出和定性很有帮助。

X 线平片可发现胆囊内的结石，但敏感性不高，B 超对于胆石症、胆囊炎等病变的诊断仍为首选方法，对胰腺以上段的胆总管显示也相当满意，但在胰腺段及壶腹段的胆管显示则不如 CT。因此，在鉴别梗阻性黄疸时，可将 CT 作为首选。经皮肝穿刺胆道造影（PTC）以及经内镜逆行胰胆管造影（ERCP）在诊断梗阻性黄疸方面，非常敏感和准确，但由于是损伤性检查，一般只用于 B 超和 CT 检查结果均不满意，或者需要施行介入治疗等情况。MRI 检查胆道系统较 CT 和 B 超无明显优越性，但磁共振胰胆管造影（MRCP）由于是无创性检查，已显露出了良好的应用前景。

173. 消化道疾病，如何合理选择影像学检查？

同样处于腹部，消化管道的影像学检查却又不宜采用 B 型超声波了。消化系统的影像学检查应该如何选择呢？

消化管道是一种空腔脏器，上、下端与外界相通，中间容纳着食物、粪便等不同性质的液体和固体成分，还含有一些气体成分。理论和实践都证明，对于消化管道的检查，首选还是 X 线钡剂造影。

通过口服或灌肠，将硫酸钡混悬液充填于消化道内，极大地提高了消化道与周围结构的密度对比，从而清晰地显示出其大小、轮廓和位置，这时可以摄取胃肠道的"充盈相"，充盈相可以比较好地显示出胃肠壁的溃疡所形成的"龛影"、肿瘤等形成的"充盈缺损"等影像。在充盈的状态下，通过检查者用手或压迫器对患者的胃肠道进行压迫，可摄取"充盈加压相"，能反映出胃肠道的移动度和柔软度，还可间接地推断肝、胆、胰腺等邻近脏器有无占位性病变。部分钡剂排出后，残留的部分钡剂黏附在胃肠道的管壁上，勾画出胃肠道的黏膜皱襞，这就是胃肠道的"黏膜相"，可以显示胃肠的黏膜炎症和糜烂。随着时代的发展，检查设备和检查手段不断更新，小焦点 X 线球管、影像增强器、电视遥控、专用摇篮床等设备的出现使消化道病变的检出率不断提高；高

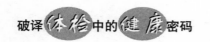

浓度、低黏度以及含有改善口感的添加剂硫酸钡剂的应用，使得胃肠钡剂检查更易被病人所接受。

适宜胃肠道检查的另一种方法是内窥镜，它能够深入胃肠道的某一节段，用肉眼可见的普通光线直接看到胃肠道的内表面，还能在可疑病变的局部取出小块组织进行活检，对于胃肠道的表浅病变诊断可达到确诊。但由于痛苦较大，病人难以耐受，对胃肠道的整体形态、与周围结构的关系等的观察也不如钡剂造影满意，所以它只能作为钡剂检查的补充。

胃肠道的钡剂造影检查，整个过程都是在透视下进行的，在必要时摄取"点片"。点片是指在透视下，发现最能反映胃肠道状况的适宜时机和适宜位置时，即时曝光摄片，将其形态和功能状态"定格"，以利检查后的诊断分析。CT、MRI 对消化道的检查不常用。但随着新技术的出现，特别是仿真内窥镜技术的应用，今后的应用前景应该比较乐观。超声对于胃肠道的检查至今也已有不少的研究，特别是腔内超声探头的应用，对胃肠道壁及周围结构的显示优于钡剂造影，但目前尚无法取代钡剂造影在消化道检查中的首选地位。

174. 泌尿系疾病，如何合理选择影像学检查？

尿路病变，平片先行

所谓尿路，是指尿液在体内的排泄通路，实质上包括了肾脏、输尿管、膀胱和尿道等泌尿系统的全部器官。那么，对于泌尿系统的病变来说，应该选用什么影像学检查方法为好呢？

说起泌尿系统病变，最常见的当数结石。结石可发生在尿路的各个不同位置，常常引起腰痛和尿血，典型的疼痛是所谓的痉挛性"绞痛"，并向会阴部及大腿内侧放射。疼痛发作时，患者往往辗转反侧、脸色发青、大汗淋漓。

由于绝大多数尿路结石一般含钙较多、密度较高，是所谓的"阳性结石"，在普通的 X 线平片上就能得到比较清晰的显示，结合其形态和部位，诊断一般能得到确立。因此，疑诊为尿路结石，先照一张平片，是值得推荐的选择次序。

对于有些含钙较低的结石，即所谓的"阴性结石"，X 线平片检查将出现漏诊。在这种情况下，可以选择静脉肾盂造影（简称 IVP）做进一步的检查。IVP检查还能显示尿路肿瘤、泌尿系结核，能够清晰而明确地显示尿路梗阻所致的尿路积水，能够显示尿路的先天性发育异常等。能够根据显影的情况判断肾脏的功能，以制订治疗方案，更是 IVP 的一大好处。

CT 具有很高的密度分辨率，能提供连续的横断面扫描图像，在显示肿瘤的浸润深度、与周围结构的关系、有无向周围侵犯、有无淋巴结转移以及静脉癌栓时十分有效。而 MRI 更能进行多方位的扫描，有利于三维结构的显示，其软组织分辨率强于 CT，因而在显示泌尿系统肿瘤方面较 CT 稍优。对于泌尿系统疾病的影像诊断，可以根据不同的情况首选 X 线平片或 B 型超声检查，通过此法大都能得到比较满意的答案。对于判断肾脏的分泌功能、有无肾输尿管发育畸形以及有无尿路梗阻，IVP 检查即可确诊。CT 和 MRI 检查一般只在以上方法难以确诊的情况，或在需要进一步判明病变状况时选择应用。

175. 肿瘤转移，如何合理选择影像学检查？

大家都知道，恶性肿瘤对人的生命和健康构成很大的威胁，其危害之一就是容易发生转移，形成广泛的扩散。恶性肿瘤是否存在转移，直接关系到治疗方案的制订，对疗效和预后的影响也很大。如何更早地发现恶性肿瘤的转移病灶呢？

核素显像由于是功能性影像，能够将尚无法显示的早期病变得到显现，从而具有极其敏感的早期诊断价值。因此，要发现早期的恶性肿瘤转移病灶，核素显像检查应该作为首选。

随着 ECT（发射型计算机断层成像）技术的不断发展，SPECT（单光子发射计算机断层成像）、PET（正电子发射断层成像）、PET-CT（PET 和 CT 有机结合）、PET-MR（PET 和 MR 有机结合）等新技术的融合趋势愈来愈明显。PET-CT 将 PET 与 CT 完美融为一体，由 PET 提供病灶详尽的功能与代谢等分子信息，而 CT 提供病灶的精确解剖定位，一次显像可获得全身各方位的断层图像，具有灵敏、准确、特异及定位精确等特点，可一目了然地了解全身整体状况，达到早期发现病灶和诊断疾病的目的。

176. 合理选择影像学检查的原则还有哪些？

(1) 孕妇幼儿，远离射线

科学实验已经证明：X 射线、γ 射线等电离辐射对人体可以造成一定的损伤。因此，除了资源浪费和经济损失等因素之外，单就辐射危害这一点来说，任何不必要的 X 线检查、CT 检查和核素检查都是应该杜绝的。从这个角度出发，我们在为婴幼儿选用影像学检查之前，应该更严格地检讨检查的必要性，尽量避免使用具有电离辐射的检查方法。对于孕育着胎儿的孕妇来说，尤其应该遵循这样的原则。

当然，婴幼儿或孕妇也会生病，也可能面临需要判断身体健康状况等情况，因而也就不可避免地要接受影像学检查。一般来说，孕妇和幼儿的影像学检查应首选超声为好。在超声检查无法诊断的情况下，也应优先选用 MRI 检查。虽然

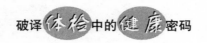

随着设备的更新和防护措施的完善，X 线检查、CT 检查和核素检查并未列为孕妇及婴幼儿检查的禁忌，但仍应谨慎，如无特殊的必要，还是不用为好。

（2）联合应用，取长补短

任何一种医学影像学检查方法都具有自己固有的优点和不足，在不同的场合下，它们的作用和地位也是各不相同的。正是因为各种不同的检查手段都有一些缺点，所以事实上也就没有任何一种检查手段可以完全替代其他检查，从而取得独一无二的霸主地位。

下面以肝癌为例进一步说明。

肝癌发病率高、恶性程度大、病人生存期短，有"癌王"之称。在肝癌发病的早期，患者往往没有症状，也缺乏典型的体征。那么，能否利用医学影像学手段，早期检出缺乏临床表现的肝癌病灶呢？

首先，我们自然应该采用简便、价廉、无创的 B 型超声检查，对肝癌发病的高危人群（如有肝炎病史者）进行定期的体检，这无疑是早期发现缺乏临床表现的肝癌病灶的有效手段。但如果我们仅仅以 B 超检查没有发现肝癌病灶，就否认肝癌病灶存在的可能性，那恐怕会铸成大错。研究表明，对于肝癌的诊断，超声检查存在着漏诊和误诊的可能性。对于高危人群，还要结合血液化验中肿瘤标志物的结果。我们绝不能单以超声检查未发现病灶而中止诊断过程，而应该结合其他的影像学检查手段，如 CT、MRI 来进一步检查。在必要的时候，联合应用血管造影，有可能发现微小的病灶。已有不少的研究报告表明，联合应用两种或两种以上的检查方法，诊断的错漏率将明显降低。因此，无论首先采用了哪一种检查手段，在结果不能解释疑虑的时候，不妨采用另一种方法做进一步的检查，也许就会有新的重要发现。

联合应用不同的检查项目，取长补短，这不但是早期发现肝癌病灶所适用的原则，而且也同样适用于许多其他的情况。例如，在通过食道吞钡检查明确了食道癌的诊断之后，为了了解病灶有无向周围器官浸润扩散，应该采用 CT 或 MRI 做进一步的检查；在 B 超检查发现了肝内典型的肝癌声像图后，为了了解有无肺部转移时，应该采用胸部 X 线平片检查；对于经 X 线平片或 CT 检查确诊为肺部恶性肿瘤的患者，为了判明是否存在骨骼转移，再用 ECT 检查能得到较好的答案；在彩色多普勒超声检查发现了血管阻塞性病变之后，采用介入插管造影，能够进一步明确诊断并即时实施有效的治疗。

合理地选择医学影像学检查，是一门学问，应根据不同患者、不同病情，选择合理的影像学检查方法。

第七章 病理学检查项目

177. 体检中经常涉及的病理检查项目有哪些？

体检中经常涉及的病理检查项目主要有胃镜和肠镜下黏膜病理检查、宫颈脱落细胞学（宫颈刮片或 TCT）检查。

178. 如何看懂胃镜下黏膜病变的病理结果？

经胃镜取活组织做病理切片，在显微镜下观察病灶组织细胞学情况。

各种病因所致的胃黏膜炎性反应称为胃炎，以急性炎性细胞（中性粒细胞）浸润为主时称为急性胃炎，以慢性炎性细胞（单个核细胞，主要是淋巴细胞、浆细胞）浸润为主时称为慢性胃炎。当胃黏膜在慢性炎性细胞浸润，同时伴有急性炎性细胞浸润时，称为慢性活动性胃炎或慢性胃炎伴活动。

内镜下将慢性胃炎分为慢性非萎缩性胃炎（即旧称的慢性浅表性胃炎）及慢性萎缩性胃炎两大基本类型。如同时存在平坦或隆起糜烂、出血、黏膜皱襞粗大或胆汁反流等征象，则可依次诊断为慢性非萎缩性胃炎或慢性萎缩性胃炎伴糜烂、胆汁反流等。

慢性胃炎的组织学变化包括幽门螺杆菌感染、慢性炎性反应（单个核细胞浸润）、活动性（中性粒细胞浸润）、萎缩（固有腺体减少）、肠化（肠上皮化生）。慢性萎缩性胃炎尤其是伴有中重度肠化或上皮内瘤变者，要定期进行内镜和病理组织学检查随访。

179. 如何看懂肠镜下黏膜病理检查结果？

经肠镜取肠黏膜活组织做病理切片，在显微镜下观察病变处组织细胞学情况。

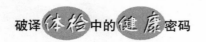

常见的肠镜下取活检病理结果：

（1）慢性结肠炎

病理下分为溃疡性、非溃疡性和糜烂性三种。溃疡性慢性结肠炎的特点为溃疡形成，在纤维结肠镜下可见溃疡面、水肿、充血、黏膜脱落、局部静脉模糊等表现，严重者可呈粟粒样或肉芽增生。非溃疡性慢性结肠炎，在纤维结肠镜下观察，常不易察觉炎症发生或组织变化，但可存在细胞大、组织间质充血、轻度水肿。长期炎症浸润作用下，局部组织反复脱落、增生、渗液，极易引起肉芽增生，发展成结肠癌。糜烂性结肠炎是由溃疡性结肠炎转变而成，是慢性结肠炎最严重的一种，且容易引起癌变。为了防止恶变，应做好治疗和预防，一旦发现大便异常，应做进一步检查。

（2）肠息肉

源于结肠上皮的息肉有三种类型：增生性（化生性）、炎症性、腺瘤性。增生性和炎症性息肉是良性病变。腺瘤性息肉是肠黏膜的异型增生，其增生程度分轻、中、重三级，按组织学特征可分为管状腺瘤、绒毛状腺瘤和混合型腺瘤。大多数学者认为，结肠癌一般需经过腺瘤期，然后再癌变。故腺瘤性息肉被明确为癌前病变。对结肠腺瘤性息肉，特别是高龄患者，无论其发生部位、息肉的大小、组织类型如何，一经发现应予高度重视，并进行积极治疗。

180. 宫颈脱落细胞学检查的意义是什么？

液基薄层细胞学检测（TCT）检查是目前为发现宫颈癌前病变（宫颈上皮内瘤变、CIN）和早期宫颈癌的主要手段，特别是对临床体征不明显的早期病变的诊断。人乳头瘤病毒（HPV）感染是子宫颈癌的主要病因。

181. 进行 TCT 检查的方法是什么？

用特制的刮板或刷子置于宫颈管内收集宫颈外口和子宫颈管的脱落细胞，并送检。

182. 进行 TCT 检查前的准备及注意事项有哪些？

（1）检查前 24 小时内避免性生活。

（2）计划检查前 24 ~ 48 小时内不要冲洗阴道或使用置入阴道的栓剂，也不要进行阴道内诊检查。

（3）检查最好安排在非月经期进行。

（4）有炎症时先进行治疗，然后再刮片，以免片中充满大量白细胞和炎症细胞，影响诊断；再在停用阴道内抗生素或抗霉菌药1周后进行检查。

183. 如何读懂 TCT 检查的结果？

报告方式采用国际通行的 TBS（The Bethesda System），有以下几个主要分类：

（1）正常（包括可能伴随炎症或者良性反应性改变）

（2）鳞状上皮细胞异常

①非典型鳞状上皮细胞（ASC）

意义不明的非典型鳞状上皮细胞（ASC-US）

不能排除 HSIL 的非典型鳞状上皮细胞（ASC-H）

②低度鳞状上皮内病变（LSIL）

③高度鳞状上皮内病变（HSIL）

④鳞癌（SCC）

（3）腺上皮细胞异常

非典型腺细胞（AGC）；原位腺癌（AIS）；腺癌（Adenocarcinoma）。

①大多数女性的 TCT 检查结果是未见上皮内病变或未见恶性细胞（NILM），对于少数报告不满意的标本应在一个月后重新取样检查。

②人体宫颈本身是一个有菌环境，当环境发生改变时影响了宫颈细胞而发生异常改变，多数情况下这种改变是正常的，根据炎症的轻重程度抗炎后定期（半年或一年）复查就行。

③TCT 检查只是宫颈病变检查的第一步，一般来说，宫颈病变的诊断分为三步：TCT、阴道镜和组织病理学诊断。如果 TCT 有问题，就应该进一步做阴道镜或组织病理诊断才能准确判断病情；如果 TCT 的结果为良性，这些检查则可以不用再做，不过仍要注意定期复查。

④在被诊断为鳞状上皮细胞异常或腺细胞异常时，则必须找妇科医师进行相应处理，包括阴道镜检查或活检病理诊断。

各种结果代表的意义如下表所示。

报告结果	临床意义	下一步要做的	患宫颈癌的危险度
炎症	多数情况下这是属于正常的	通常依据炎症程度进行相应治疗以减轻炎症的症状	★
滴虫、霉菌、疱疹病毒感染	常见的阴道炎、宫颈炎的感染病原体	通常是根据微生物感染的种类进行相应的治疗，以缓解症状	★★
人乳头瘤病毒感染	由病毒引起的感染，尚没有特别有效的治疗方法	定期进行液基细胞检查	★★★ 30岁后感染此病毒与患宫颈癌关系密切
不能明确意义的非典型鳞状细胞（ASC-US）	宫颈细胞发生轻微的变化，但是不足以达到低度病变（LSIL）的程度	综合个人以往的健康情况，通常建议3~6个月复查	★★★
非典型鳞状细胞不排除高度鳞状上皮内病变（ASC-H）	可能有癌前病变，但是异常细胞程度不够确切诊断	通常建议立即做阴道镜检查，以进一步明确诊断病情	★★★★
低度鳞状上皮内病变（LSIL）	发现一些可疑癌前病变细胞，但不是癌细胞。不用紧张，这个阶段的病情有部分会自行消退	通常建议3~6个月复查或立即进行阴道镜检查	★★★★★
高度鳞状上皮内病变（HSIL）	有可疑癌前病变细胞，如不进一步明确诊断，采取相应治疗，发展为癌的可能性较大	立即进行阴道镜检查	★★★★★★
非典型腺细胞（AGC）	宫颈管细胞发生了一些变化，提示极有可能是癌前病变	通常建议进行阴道镜检查并取出宫颈管的组织以明确诊断	★★★★★★

第八章 体检中的中医体质评估项目

184. 什么是中医体质评估？

中医体检不是通过量化的标准说明问题，而是根据传统的中医诊断学理论，通过望、闻、问、切，对受检者的神、色、形态进行观察，加上舌质、舌苔等舌象检查以及把脉，并询问受检者的一般情况，对受检者的身体状况做一个中医角度的综合判断。

185. 为什么要进行中医体质评估？

中医学认为：体质是可以调整的。

体质既禀成于先天，亦关系于后天。体质的稳定性由相似的遗传背景形成，年龄、性别等因素也可使体质表现出一定的稳定性。然而，体质的稳定性是相对的，个体在生长的过程中，由于受环境、精神、营养、锻炼、疾病等内外环境中诸多因素的影响，会使体质发生变化。体质只具有相对的稳定性，同时具有动态可变性。这种特征是体质可调的基础。

由于体质是可调理的，因此，进行中医体质的评估，是为下一步进行中医健康管理提供依据与基础。

186. 中医体质如何分型？

2009 年由国家中医药管理局主管，中华中医药学会体质分会编制完成并正式发布的《中医体质分类与判定》标准，是我国第一部指导和规范中医体质研究及应用的文件，为体质辨识及与中医体质相关疾病的防治提供了依据。

该标准应用了中医体质学、遗传学、流行病学、心理测量学、数理统计学等多学科交叉的方法，经中医体质专家、临床专家、流行病学专家多次讨论论证而建立，并在全国范围内进行了 21 948 例流行病学调查，显示出良好的适应性、可行性。

该标准将体质分为平和质、气虚质、阳虚质、阴虚质、痰湿质、湿热质、血瘀质、气郁质、特禀质九个类型。

187. 不同体质类型的特征及表现如何？

（1）平和质（A型）

总体特征：阴阳气血调和，以体态适中、面色红润、精力充沛等为主要特征。

形体特征：体形匀称健壮。

常见表现：面色、肤色润泽，头发稠密有光泽，目光有神，鼻色明润，嗅觉通利，唇色红润，不易疲劳，精力充沛，耐受寒热，睡眠良好，胃纳佳，二便正常，舌色淡红，苔薄白，脉和缓有力。

心理特征：性格随和开朗。

发病倾向：平素患病较少。

对外界环境适应能力：对自然环境和社会环境适应能力较强。

（2）气虚质（B型）

总体特征：元气不足，以疲乏、气短、自汗等气虚表现为主要特征。

形体特征：肌肉松软不实。

常见表现：平素语音低弱，气短懒言，容易疲乏，精神不振，易出汗，舌淡红，舌边有齿痕，脉弱。

心理特征：性格内向，不喜冒险。

发病倾向：易患感冒、内脏下垂等病；病后康复缓慢。

对外界环境适应能力：不耐受风、寒、暑、湿邪。

（3）阳虚质（C型）

总体特征：阳气不足，以畏寒怕冷、手足不温等虚寒表现为主要特征。

形体特征：肌肉松软不实。

常见表现：平素畏冷，手足不温，喜热饮食，精神不振，舌淡胖嫩，脉沉迟。

心理特征：性格多沉静、内向。

发病倾向：易患痰饮、肿胀、泄泻等病；感邪易从寒化。

对外界环境适应能力：耐夏不耐冬；易感风、寒、湿邪。

（4）阴虚质（D型）

总体特征：阴液亏少，以口燥咽干、手足心热等虚热表现为主要特征。

形体特征：体形偏瘦。

常见表现：手足心热，口燥咽干，鼻微干，喜冷饮，大便干燥，舌红少津，脉细数。

心理特征：性情急躁，外向好动，活泼。

发病倾向：易患虚劳、失精、不寐等病；感邪易从热化。

对外界环境适应能力：耐冬不耐夏；不耐受暑、热、燥邪。

（5）痰湿质（E型）

总体特征：痰湿凝聚，以形体肥胖、腹部肥满、口黏苔腻等痰湿表现为主要特征。

形体特征：体形肥胖，腹部肥满松软。

常见表现：面部皮肤油脂较多，多汗且黏，胸闷，痰多，口黏腻或甜，喜食肥甘甜黏，苔腻，脉滑。

心理特征：性格偏温和、稳重，多善于忍耐。

发病倾向：易患消渴、中风、胸痹等病。

对外界环境适应能力：对梅雨季节及湿重环境适应能力差。

（6）湿热质（F型）

总体特征：湿热内蕴，以面垢油光、口苦、苔黄腻等湿热表现为主要特征。

形体特征：形体中等或偏瘦。

常见表现：面垢油光，易生痤疮，口苦口干，身重困倦，大便黏滞不畅或燥结，小便短黄，男性易阴囊潮湿，女性易带下增多，舌质偏红，苔黄腻，脉滑数。

心理特征：容易心烦急躁。

发病倾向：易患疮疖、黄疸、热淋等病。

对外界环境适应能力：对夏末秋初湿热气候，湿重或气温偏高环境较难适应。

（7）血瘀质（G型）

总体特征：血行不畅，以肤色晦黯、舌质紫黯等血瘀表现为主要特征。

形体特征：胖瘦均见。

常见表现：肤色晦黯，色素沉着，容易出淤斑，口唇黯淡，舌黯或有淤点，舌下络脉紫黯或增粗，脉涩。

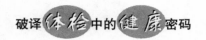

心理特征：易烦，健忘。

发病倾向：易患症瘕及痛证、血证等。

对外界环境适应能力：不耐受寒邪。

（8）气郁质（H型）

总体特征：气机郁滞，以神情抑郁、忧虑脆弱等气郁表现为主要特征。

形体特征：形体瘦者为多。

常见表现：神情抑郁，情感脆弱，烦闷不乐，舌淡红，苔薄白，脉弦。

心理特征：性格内向不稳定、敏感多虑。

发病倾向：易患脏躁、梅核气、百合病及郁证等。

对外界环境适应能力：对精神刺激适应能力较差；不适应阴雨天气。

（9）特禀质（I型）

总体特征：先天失常，以生理缺陷、过敏反应等为主要特征。

形体特征：过敏体质者一般无特殊；先天禀赋异常者或有畸形，或有生理缺陷。

常见表现：过敏体质者常见哮喘、风团、咽痒、鼻塞、喷嚏等；患遗传性疾病者有垂直遗传，先天性、家族性特征；患胎传性疾病者具有母体影响胎儿个体生长发育及相关疾病的特征。

心理特征：随禀质不同情况各异。

发病倾向：过敏体质者易患哮喘、荨麻疹、花粉症及药物过敏等；遗传性疾病如血友病、先天愚型等；胎传性疾病如五迟（立迟、行迟、发迟、齿迟和语迟）、五软（头软、项软、手足软、肌肉软、口软）、解颅、胎惊等。

对外界环境适应能力：适应能力差，如过敏体质者对易致过敏季节适应能力差，易引发宿疾。

188. 中医体检前的注意事项有哪些？

（1）体检前不宜吸烟或饮酒，因为饮酒、吸烟对脉象和舌苔均有影响。

（2）体检前不要吃乌梅、葡萄、橘子等食物，这些食物容易造成舌苔假象，影响医生诊断。

（3）不要使用香水等气味浓烈的护肤品，以免影响闻诊的准确性。

（4）体检前不宜化妆，化妆品会掩盖本来的肤色，给医生的诊断带来困难，甚至作出错误的判断。

（5）体检前不宜进行剧烈运动，以免影响脉象。

（6）近期服药情况告诉医生。

189. 中西医结合体检的优势是什么？

中医可以通过看脸色、舌苔、搭脉搏等诊断方法，判断一个人的体质。而西医的检查，可以对人体的健康指标进行量化的分析与判断。应该说，最好的体检方式便是中西医结合，先通过西医的体检标准与疾病诊断标准，判断是否患有疾病；排除疾病后，对虽然指标在正常范围，但是有很多不适症状的亚健康状态人群，则可以通过中医体检进行体质评估，这样能够给健康多把一道关。

190. 中医体检能取代西医体检吗？

与西医体检不同的是，中医体检的结果并不是一张张化验单与检查报告单，而是对受检者的体质类型做一个辨证分型。但有人以为中医体检可以包看百病，甚至想以中医体检来替代西医的全面体检，这种看法是不现实的。中西医体检各有所长，不存在谁替代谁的问题。一定要二者结合，才能起到相互补充的作用。

第九章　体检中的心理状态评估

191. 什么是心理健康？

从广义上讲，心理健康是指一种高效而满意的、持续的心理状态。从狭义上讲，心理健康是指人的基本心理活动的过程内容完整、协调一致，即认识、情感、意志、行为、人格完整和协调，能适应社会，与社会保持同步。

192. 什么是心理健康评估？

应用观察、晤谈及心理测验等多种手段，对个体的某一心理现象作全面、系统和深入的客观描述，这一过程称为心理评估（psychological assessment）。评估心理健康有十项指标：①对环境的适应能力，②心理强度，③心理耐受力，④心理自控力，⑤自信心，⑥心理活动的节律性，⑦意识水平的高低，⑧社会交往状况，⑨思维的品质，⑩心理受创伤后的康复能力。

193. 心理健康评估的方法有哪些？

目前，心理状态评估已经有很多种系统的方法，从生理、心理和社会诸方面了解个体或群体心理卫生状况，在心理学、医学、教育、人力资源、军事司法等方面有多种用途。概括来说，主要有以下几种：

（1）观察法

在心理社会评估中，离不开对被试者的观察，这是评估者获得信息的常用手段。观察的结果需要经过科学而正确的描述加以"量化"。

目标行为：在心理评估中观察内容常包括仪表、体形、打扮、人际交往风格、言谈举止、注意力、兴趣、爱好、各种情境下的应对行为等。实际观察中，应根据观察目的、观察方法及观察的不同阶段选择观察目标行为。对每种准备观察的行为应给予明确的定义，以便准确地观察和记录。

资料记录：常因观察方法不同而采用不同记录方式。一般而言，定式观察有固定的记录程序和方式，只要严格遵循即可；非定式观察常采用描述性记录方法，不仅要记录观察到的目标行为表现、频率，还要进行推理判断。

（2）调查法

调查法（survey method）是通过晤谈、访问、座谈或问卷等方式获得资料，并加以分析研究。

①晤谈法或访问法（interview method）：通过与被试者晤谈，了解其心理信息，同时观察其在晤谈时的行为反应，以补充和验证所获得的资料，进行描述或者等级记录以供分析研究。晤谈法的效果取决于问题的性质和研究者本身的晤谈技巧。

②座谈法：座谈也是一种调查访问手段。通过座谈可以从较大范围内获取有关资料，以提供分析研究。例如冠心病康复期的心理行为问题可以通过定期与家属座谈，获得有关心理社会因素资料并可以进行等级记录。

③问卷法（questionnaire method）：在许多情况下，为了使调查不至于遗漏重要内容，往往事先设计调查表或问卷，列好等级答案。当面或通过邮寄供被调查者填写，然后收集问卷对其内容逐条进行分析等级记录并进行研究。例如调查住院病人对护理工作是否满意，哪些满意，哪些不满意，及其等级程度。问卷调查的质量决定于研究者事先对问题的性质、内容、目的和要求的明确程度，也决定于问卷内容设计的技巧性以及被试者的合作程度。例如，问卷中的问题是否反映了所要研究问题的实质、设问的策略是否恰当、对回答的要求是否一致、结果是否便于统计处理以及内容是否会引起被调查者的顾虑等等。

（3）实验法

是对某一心理行为变量进行客观的直接的测量，获得绝对的量化记录。但是，在心理社会和行为领域，这种方法受到客观的限制，往往仅作为临床工作中的辅助变量。

（4）心理测验法

心理测验（mental test）是根据一定的法则和心理学原理，使用一定的操作程序给人的认知、行为、情感的心理活动予以量化。心理测验是心理测量的工具，一个实用的心理测验必须要具备信度和效度。心理测量在心理咨询中能帮助当事人了解自己的情绪、行为模式和人格特点。

常见的心理测试按目的可以分为以下几种：

能力测验：包括智力测验主要测量人的智力水平，如韦氏智力测验（成人、儿童)、中国比内测验等。特殊能力测验多用于升学、职业指导服务,如绘画、音乐、手工技巧、文书才能、空间知觉能力等等。

人格测验:主要测验人的性格、气质、兴趣、态度等个性特征和各种病理个性特征。如明尼苏达多项人格测验(MMPI)、卡氏16种人格因素测验(16PF)、艾森克人格问卷(EPQ)等。

记忆测验:包括短时间记忆测验和长时间记忆测验,主要用于外伤引起的记忆损害和老年人记忆减退。

心理与行为问题评估:心理与行为问题评估就其病种来说可分为抑郁量表(SDS)、焦虑量表(SAS)、90项症状清单(SCL-90)等,按其形式又可分为自评量表,如SAS、SDS和他评量表,如SCL-90。

应激及相关问题评估:①生活事件量表(LES),该量表对正负生活事件进行定量定性的评定,客观分析影响人们身心健康的心理社会刺激,在心理健康领域广泛应用。

②社会支持评定量表(SSRS),从个体得到的客观、主观的社会支持以及个体对支持的利用度方面预测个体身心的健康水平,具有较好的预测效度。

③应对方式问卷(CSQ),测验当个体面对应激环境时会以何种方式应对,这种应对方式对个体的心理健康造成何种影响。

职业咨询测验:是近年来发展迅速的心理测验,由于许多年轻人希望在未来竞争中既能发挥自己的潜能,又能适应自己的兴趣、爱好,因此在择业前往往求助心理学家,进行职业咨询测验。

为了使评估的过程更加科学、规范,达到评估的目的,在评估时无论使用何种方法都应该注意以下几点:①客观性与主观能动性相结合;②定量与定性相结合;③理论与实践相结合;④分析与综合相结合;⑤评估与教育、辅导、咨询、治疗相结合。

194. 常用的心理测验项目有哪些?

(1) 智商

最早由德国心理学家施太伦提出,是心理年龄除以实足年龄所得商数,即为智力商数或比率商数。美国斯坦福大学心理学家推孟编制的"斯坦福-比内量表"中正式引用了智力商数并加以改进。为去掉商数的小数,将商数乘100,用IQ代表智商,其公式为:

$$IQ\ (智商)=\frac{MA\ (心理年龄)}{CA\ (实足年龄)}\times100$$

（2）抑郁量表（SDS）

①由 W. K. ZUNG 编制于 1965 年，是含有 20 个项目，分为 4 级评分的自评量表。其特点是使用简便，并能相当直观地反映抑郁患者的主观感受。主要适用于具有抑郁症状的成年人，包括门诊及住院患者。只是对严重迟缓症状的抑郁，评定有困难。同时，SDS 对于文化程度较低或智力水平稍差的人使用效果不佳。

②反映抑郁状态的 4 组特异性症状：精神性障碍、躯体性障碍、精神运动性障碍、抑郁的心理障碍。

③评分方法：4 级评分：没有或很少时间、少部分时间、相当多时间、绝大部分时间或全部时间。有反向记分 10 题。评定时应让自评者理解反向评分的各题，如不能理解则会影响统计结果。评分有总粗分、标准分（Y＝总粗分×1.25 后取整）两种。

④结果解释：

标准分（中国常模）：（1）轻度抑郁：53～62 分

       （2）中度抑郁：63～72 分

       （3）重度抑郁：>72 分

       （4）分界值为 53 分

SDS 总粗分正常上限为 41 分，分值越低状态越好。标准分为总粗分乘 1.25 后所得的整数部分。

（3）焦虑量表（SAS）

①焦虑自评量表（Self–Rating Anxiety Scale SAS）由华裔教授 Zung 编制（1971）。从量表构造的形式到具体评定的方法，都与抑郁自评量表（SDS）十分相似，是一种分析病人主观症状的相当简便的临床工具。适用于具有焦虑症状的成年人，具有广泛的应用性。国外研究认为，SAS 能够较好地反映有焦虑倾向的精神病求助者的主观感受。所以近年来 SAS 是较常用的焦虑症状的自评工具。

②评分方法：SAS 采用 4 级评分：没有或很少时间有、有时有、大部分时间有、绝大部分或全部时间都有。20 个条目中有 15 项是用负性词陈述的，按上述 1～4 顺序评分。其余 5 项（第 5，9，13，17，19）注＊号者，是用正性词陈述的，按 4～1 顺序反向计分。SAS 的主要统计指标为总分。将 20 个项目的各个得分相加，即得粗分；用粗分乘 1.25 以后取整数部分，就得到标准分。

③结果的解释：按照中国常模结果，SAS 标准分的分界值为 50 分，其中

50~59分为轻度焦虑，60~69分为中度焦虑，70分以上为重度焦虑。

（4）生活事件量表（LES）

①杨德森、张亚林1986年编制，以生活事件为评估内容：家庭生活方面（28条）、工作学习方面（13条）、社交及其他方面（7条），对精神刺激进行定性和定量的量表。用于甄别高危人群，预防精神障碍和心身疾病，指导正常人了解自己的精神负荷、维护心身健康，提高生活质量。用于心理治疗、危机干预，使心理治疗和医疗干预更具针对性。适用于16岁以上的正常人、神经症、心身疾病、各种躯体疾病患者以及自知力恢复的重性精神病患者。

②LES结果解释：LES总分越高反映个体承受的精神压力越大。95%的正常人一年内的LES总分不超过20分，99%的不超过32分。负性事件的分值越高对心身健康的影响越大；正性事件分值的意义尚待进一步的研究。

（5）投射测验

1）所谓投射测验是指采用某种方法绕过受访者的心理防御，在他们不防备的情况下探测其真实想法。在投射测验中，给受测者一系列的模糊刺激，要求对这些模糊刺激做出反应。如抽象模式，可以做多种解释的未完成图片、绘画。分别要求受测者叙述模式，完成图片或讲述画中的内容。受测者的解释会带有自己潜意识的思想，这种方式能在一定程度上了解被试者内心想法。投射测验以弗洛伊德（Freud）的心理分析人格理论为依据。这种理论主张，人类一些潜意识的内驱力受到压抑，虽然不易觉察，但是却影响着人们的行为。这种潜意识可以在无规则的表达中表露出来，心理学家则根据被试者表达出来的潜意识，进行人格分析。

2）测验形式：给出模棱两可的刺激，由被试者对之自由反应。主试者对被试者的反应进行分析，并推论出被试者的人格特点。

①罗夏墨迹测验（RIBT）：瑞士精神病学家赫尔曼·罗夏1921年提供了第一套被广泛接受的墨迹图片，共10张，每张上有一个对称的图形。其中5张黑白图片，2张黑色加红色图片，3张为彩色图片。被试者根据图片进行自由联想，主试者根据被试者的反应进行进一步的询问。根据被试者的反应记分和解释。

②主体统觉测验是投射测验中与罗夏墨迹测验齐名的一种测验工具。1935年编制完成。由30张黑白图片组成。根据被试者的年龄、性别采用其中20张进行测试。要求被试者根据图片讲故事，每个故事约15分钟。适用于各种年龄和不同种族并有多种变式。如儿童统觉测验、黑人统觉测验等。

195. 进行心理状态评估的注意事项有哪些？

心理状态评估的过程相对简单，最重要的是要正确理解与认识心理状态评估的结果：

（1）心理测试只能提供一个专业的心理学方面的参考，不要把心理状态评估结果当成是"终生的标签"。

（2）人是发展成长和变化的，心理状态评估仅仅反映个人在进行评估与测试的那个时间点的特点，切勿过分夸大心理测评的效果。

（3）类似的心理测试很多，要在专业人员的指导下进行，切勿贪多滥用。

（4）心理不健康不等于有精神疾病。

（5）心理健康并不意味着完美无缺，它只是个体在自身和环境许可下的一种较佳功能状态。

196. 哪些人应该进行心理健康评估？

心理评估的对象是心理障碍患者和健康人，故评估的范围既涉及躯体疾病和心理障碍，也可以帮助正常人及时发现心理问题，及时调整和矫正。

197. 如何理解智力测验的结果？

不能以一次测验来确定智力水平。

（1）测验是有误差的。被试者接受测验时的心情、身体状况、动机、态度等，都会对测验结果有一定影响，尤其是首次接受心理测验时，会出现不应有的失误，这些都影响测验的分数。

（2）人的一生中智商会产生许多变化。测验的分数在短时间内有预见性，时间越长预见性越差。

第十章　体检中的体质体能评估项目

198. 为什么要进行体质测定？

体质是人类生产和生活的物质基础，是国民素质的基本要素之一。体质是先天遗传因素和后天发展因素共同的产物。我国的《国民体质测定标准》于2003年制定并正式实施。根据《国民体质测定标准》，运用科学的方法对国民个体的形态、机能和身体素质等进行测试与评定，有利于进一步进行科学健身，增加体质。

199. 成年人进行体质测定时如何进行年龄分组？

《国民体质测定标准》的测试范围为3～69岁的人群。根据人群不同，按照年龄分为以下四组：幼儿（3～6岁）、儿童青少年（7～19岁）、成年（20～59岁）、老年（60～69岁）。

本书主要针对成年人体质测定内容进行分析。

《国民体质测定标准》（成年人部分）的适用对象为20～59周岁的中国成年人。按年龄、性别分组，每5岁为一组，男女共计16个组别。

年龄计算方法：测试时已过当年生日者：年龄＝测试年−出生年，测试时未过当年生日者：年龄＝测试年−出生年−1。

200. 成年人体质测定主要包括哪些内容？

测试指标包括身体形态、机能和素质三类10项指标，男女性项目稍有区别，男性进行俯卧撑项目测定，女性进行1分钟仰卧起坐项目测定。其他男女性共同项目有9项：身高、体重、肺活量、台阶试验、握力、纵跳、坐位体前屈、选择反应时、闭眼单脚站立。

具体三类10项指标见下表：

类别	测试指标	
	20~39 岁	40~59 岁
形态	身高　体重	身高　体重
机能	肺活量　台阶试验	肺活量　台阶试验
素质	握力	握力
	俯卧撑（男）	——
	1 分钟仰卧起坐（女）	——
	纵跳	——
	坐位体前屈	坐位体前屈
	选择反应时	选择反应时
	闭眼单脚站立	闭眼单脚站立

201. 体质测定结果如何评分？

采用单项评分和综合评级进行评定。

单项评分包括身高标准体重评分和其他单项指标评分，采用 5 分制。

综合评级是根据受试者各单项得分之和确定，共分四个等级：一级（优秀）、二级（良好）、三级（合格）、四级（不合格）。任意一项指标无分者，不进行综合评级。

综合评级标准

等　级	得　分	
	20~39 岁	40~59 岁
一级（优秀）	> 33 分	> 26 分
二级（良好）	30~33 分	24~26 分
三级（合格）	23~29 分	18~23 分
四级（不合格）	< 23 分	< 18 分

202. 身高、体重如何测量？

(1) 身高

反映人体骨髓纵向生长水平。

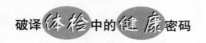

使用身高计测试，精度为 0.1 厘米。

测试时，受试者赤脚、呈立正姿势站在身高计的底板上（躯干挺直，上肢自然下垂，脚跟并拢，脚尖分开约 60°，脚跟、骶骨部及两肩胛间与身高计的立柱接触，头部正直，两眼平视前方，耳屏上缘与眼眶下缘最低点呈水平。记录以厘米为单位，保留小数点后 1 位。

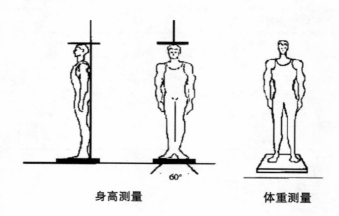

身高测量　　　　　　体重测量

（2）体重

反映人体发育程度和营养状况。

使用体重秤测试，精度为 0.1 千克。

测试时，受试者自然站在体重秤中央，端稳后，读取数据，记录以千克为单位，保留小数点后 1 位。

注意事项：测试时，受试者尽量减少着装，上、下体重秤时，动作要轻缓。

203. 肺活量如何测定？

肺活量反映人体肺的容积和扩张能力。使用肺活量计测试。电子式肺活量计精度为 1 毫升，翻转式肺活量计精度为 20 毫升，桶式肺活量计精度为 50 毫升。

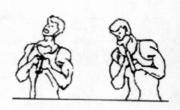

肺活量测试

注意事项：呼气不可过猛，防止漏气；不得二次吸气；肺活量计口嘴应严格消毒。

204. 台阶试验如何进行？

反映人体心血管系统机能水平。

使用台阶（男子台高30厘米，女子台高25厘米）、秒表和节拍器（频率为120次/分）或台阶试验仪测试。

测试时，受试者直立站在台阶前方（图①），按照节拍器发出的提示声做上下台阶运动。当节拍器发出第一声时，一只脚踏上台阶（图②），第二声时，另一只脚踏上台阶，双腿伸直（图③），第三声时，先踏上台阶的脚下台阶（图④），第四声时，另一只脚下台阶（图⑤），连续重复3分钟后，受试者立刻静坐在椅子上，记录运动停止后1分到1分半钟、2分到2分半钟、3分到3分半钟的三次脉搏数。

如果受试者3次不能按照节拍器发出的节奏完成上下台阶或不能坚持运动，应立即停止运动，记录运动持续时间，并以同样方法记录三次脉搏数，然后，以下面公式计算台阶指数。

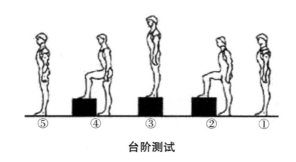

台阶测试

$$台阶指数 = \frac{运动持续时间（秒）}{（3次测量脉搏数之和）} \times 100$$

注意事项：心血管疾病患者，不得进行此项测试。

205. 握力如何测量？

反映人体前臂和手部肌肉力量。

使用握力计测试。

测试时，受试者转动握力计的握距调节钮，调至适宜握距，然后用力手持握力计，身体直立，两脚自然分开（同肩宽），两臂自然下垂，开始测试时，用最大力紧握上下两个握柄。测试两次，取最大值，记录以千克为单位，保留小数点后一位。

注意事项：用力时，禁止摆臂、下蹲图或将握力计接触身体；如果受试者分不出有力手，双手各测试两次。

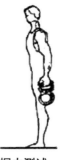

握力测试

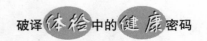

206. 俯卧撑如何测量？

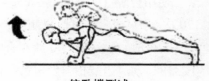

俯卧撑测试

反映人体上肢、肩背部肌肉力量及持续工作能力。使用垫子测试。

测试时，受试者双手撑地，手指向前，双手间距与肩同宽，身体挺直，屈臂使身体平直下降至肩与肘处于同一水平面，然后将身体平直撑起，恢复至开始姿势为完成 1 次。记录次数。

注意事项：测试时，如果身体未保持平直或身体未降至肩与肘处于同一水平面，该次不计数。

207. 1 分钟仰卧起坐如何测量？

反映人体腰腹部肌肉的力量及持续工作能力。

使用垫子和秒表测试。

测试时，受试者仰卧于水平放置的垫子上，双腿稍分开，屈膝呈 90°，双手手指交叉抱于脑后，由同伴压住双脚以固定下肢。测试者发出开始口令的同时

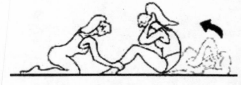

1 分钟仰卧起坐测试

开表计时，受试者快速起坐，双肘触及或超过双膝，然后还原为仰卧，双肩胛触垫为完成 1 次。记录 1 分钟完成次数。

注意事项：测试时，如果受试者借用肘部撑垫的力量完成起坐及双肘未触及或超过双膝，该次不计数；计数人员要随时向受试者报告完成的次数。

208. 纵跳测量如何进行？

反映人体爆发力。

使用以人体滞空时间计算高度式电子纵跳仪测试。

测试时，受试者站在纵跳仪踏板上，尽力垂直向上跳起。测试两次取最大值，记录以厘米为单位，保留小数点后一位。

注意事项：起跳时，双脚不能移动或有垫步动作。落地时，禁止有意收腹屈膝。

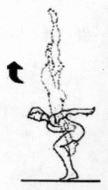

纵跳测试

209. 坐位体前屈如何测量？

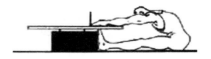

坐位体前屈测试

反映人体柔韧性。

使用坐位体前屈测试仪测试。

测试时，受试者坐在垫上，双腿伸直，脚跟并拢，脚尖自然分开，全脚掌蹬在测试仪平板上；然后掌心向下，双臂并拢平伸，上体前屈，用双手中指指尖推动游标平滑前移，直至不能移动为止。测试两次，取最大值，记录以厘米为单位，保留小数点后一位。

注意事项：测试前，受试者应做准备活动，以防肌肉拉伤；测试时，膝关节不得屈曲，不得有突然前振的动作；记录时正确填写正负号。

210. 选择反应时测试如何进行？

反映人体神经与肌肉系统的协调性和快速反应能力。

使用反应时测试仪测试。

测试时，受试者中指按住"启动键"，等待信号发出，当任意信号键发出信号时（声、光同时发出），以最快速度去按该键；信号消失后，中指再次按住"启动键"，等待下一个信号发出，共有 5 次信号。受试者完成第五次信号应答后，所有信号键都会同时发出光和声，表示测试结束。测试两次，取最好成绩，记录以秒为单位，保留小数点后两位。

注意事项：测试时，受试者不得用力拍击信号键。

211. 闭眼单脚站立如何测定？

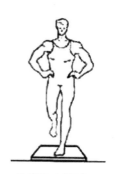

单脚站立测试

反映人体平衡能力。

测试时，受试者自然站立，当听到"开始"口令后，抬起任意一只脚，同时测试员开表计时，当受试者支撑脚移动或抬起脚着地时，测试员停表。测试两次，取最好成绩，记录以秒为单位，保留小数点后一位，小数点后第二位数按"非零进一"的原则进位。如 10.11 秒记录为 10.2 秒。

注意事项：测试时，注意安全保护。

212. 各项指标测定结果如何评分？

检验检测机构会根据《国民体质测定标准》进行评分及分级。

第十一章　体检中的疾病风险评估项目

213. 什么是疾病风险评估？

疾病风险评估是对个人未来患病危险性的量化评估，是以健康体检为基础，健康评估与疾病风险预测为核心，通过疾病风险计算模型的建立，对个体未来5年内某种疾病的发病风险进行量化预测，并计算主要致病风险因素及其贡献度。目的是通过量化的方式对个体进行相关疾病的风险预警。

目前国内主要是针对2型糖尿病、高血压、冠心病、卒中等慢病及肺癌等肿瘤的风险进行评估。

214. 疾病风险评估的意义有哪些？

通过疾病风险评估和健康指导建议，可以使个体更早、更全面地了解自身的健康状况和潜在的疾病风险因素，进而有针对性地改善不良的生活方式和饮食习惯，降低未来发病风险，减少或延迟某些慢性疾病的发生，提高生活质量，减少医疗费用支出。

215. 疾病风险评估项目如何进行？

进行疾病风险评估的步骤如下：

第1步：健康信息的全面采集——通常以问卷调查形式。

第2步：体检项目确定——获得体检指标的数据。

第3步：二次信息整合——通过模型的计算公式进行疾病危险分数计算。

第4步：评估报告——包括疾病风险评估结果及有针对性的健康处方。

216. 进行健康信息采集的问卷一般包括哪些内容？

疾病风险的评估，要考虑到日常生活方式（包括运动习惯与饮食习惯）、家族史、疾病史、职业接触史、社会角色等因素对疾病的影响。常用调查问卷如下所示。

体检编号：_____

您好！

　　本问卷旨在对您的健康状况进行更全面的评估。为了使您的评估结果更为可靠，请您尽可能按实际情况填写。

个人健康状况及生活方式问卷

姓名：_____　　性别：□男　□女　　出生日期：_____年_____月_____日

第一部分　个人疾病史及家族病史

一、您目前或曾经患过以下疾病吗?（请在相应项目下打√）

疾病名称	从未患过	曾经患过	目前患有
1. 糖尿病	□	□	□
2. 高血压病	□	□	□
3. 冠心病或心肌梗死	□	□	□
4. 脑卒中（脑中风）	□	□	□

二、您父母或兄弟姐妹患有或患过以下疾病吗?（每项单选）

1. 糖尿病	□否	□是	□不知道
2. 父母都患有糖尿病	□否	□是	□不知道
3. 高血压病	□否	□是	□不知道
4. 父母都患有高血压病	□否	□是	□不知道
5. 冠心病	□否	□是	□不知道
6. 脑卒中（脑中风）	□否	□是	□不知道

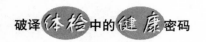

第二部分　饮食习惯和生活方式

一、饮食习惯

1. 一般情况下，您平均每周有几天吃下列食物？（每项单选）

1. 谷类（大米，面食，杂粮）	□5～7 天	□3～4 天	□1～2 天	□<1 天或不吃
2. 肉类（猪，牛，羊，家禽）	□5～7 天	□3～4 天	□1～2 天	□<1 天或不吃
3. 鱼类或其他水产品	□5～7 天	□3～4 天	□1～2 天	□<1 天或不吃
4. 新鲜蔬菜和水果	□5～7 天	□3～4 天	□1～2 天	□<1 天或不吃

2. 一般情况下，您平均每天吃的食物量是多少？（每项单选）

1. 谷类（大米，面食，杂粮）	□≥12 两	□5～11 两	□2～4 两	□≤ 1 两
2. 肉类（猪，牛，羊，禽）	□≥4 两	□2～3 两	□≤1 两	□基本不吃
3. 新鲜蔬菜和水果类	□≥10 两	□5～9 两	□≤4 两	□基本不吃

3. 您的口味与周围的人相比如何？（单选）

□很淡　　　□略淡　　　□相同　　　□略咸　　　□很咸

二、吸烟情况（每项单选或填写数字）

您吸烟吗？ □是　　请回答 1～3 题 □否　　请回答第 6 题 □已戒　请回答 3～6 题	1. 您主要抽哪种类型的烟？　□卷烟　□雪茄　□烟丝 2. 您平均每天吸多少支香烟？　_____支/天 3. 您多少岁开始吸烟的？　_____岁 4. 如果已戒烟，您多少岁戒的烟？　_____岁 5. 戒烟前，您平均每天吸多少支香烟？　_____支/天 6. 您工作场所或居住场所有人吸烟吗？　□有　　□没有

三、饮酒情况（每项单选或填写数字）

1. 您喝酒吗

   □不喝　　□以前喝，现在不喝　　□喝酒（请继续填写以下项目）

2. 您一般多长时间喝一次酒？

   □ 几乎每天 2 次　　□ 几乎每天 1 次　　□ 每周 3 ~ 4 次　　□ 每周 1 ~ 2 次　　□ 每周<1 次

3. 您通常每次饮多少酒（只填写您常喝的酒)？

   白酒____两（50 ml）;　　葡萄酒或黄酒____两（50 ml）;　　啤酒____瓶（630 ml）

4. 如果一天不喝酒，您会感到不舒服吗？

   □不会　　□会

四、体力活动及体育锻炼（每项单选或填写数字）

工作性质	□静坐为主　　　□轻度活动　　　□体力劳动
上班交通	□步行或骑车　　□乘公交车或班车　　□自驾车　　□家庭办公 如果步行或骑车，每次大概要多长时间？□< 20 分钟　　□≥20 分钟
干家务活	□从不　　　　□偶尔　　　　□经常
体育锻炼	1. 近年来，您参加每次持续 20 分钟以上的体育锻炼吗？ 　　□否　　　□是（请继续填写以下项目） 2. 您平均每周锻炼多少次？ 　　□3 次或以上　　□1 ~ 2 次　　□<1 次 3. 您平均每次锻炼的时间是多少分钟？ 　　□>60 分钟　　□30 ~ 60 分钟　　□<30 分钟 4. 您最常用的体育锻炼方式是什么（单选)？ 　　□散步/快走　　□跑步　□游泳　　□球类　　□室内健身　　□其他

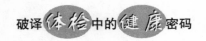

五、职业、精神及社会因素（每项单选）

1. 在过去的一年中，您认为您工作和生活中的精神压力大吗？
   □没有压力　　□压力较少　　□一般　　□压力较大　　□压力极大

2. 在过去的一年中，您有过心情沮丧或情绪低落吗？
   □没有　　□偶尔　　□经常

3. 在过去的一年中，您有过心情烦躁或焦虑不安吗？
   □没有　　□偶尔　　□经常

填表日期：＿＿＿年＿＿＿月＿＿＿日

217. 哪些人适宜进行疾病风险评估？

年龄太小或年龄过大的人群，均不适合进行疾病风险评估。20 ~ 69 岁成年人群可在体检中设置疾病风险评估项目。主要原因：

①20 ~69 岁人群的疾病风险预测相关数据资料较完整，该人群能更好地理解和填写"问卷"。

②20 岁以下人群身体处于发育阶段，生活方式尚未定型，同时，该人群的疾病风险预测相关数据资料较少，疾病风险预测的准确性较低。

③70 岁以上的老年人群中大多数可能发生的慢性疾病已经发生了，疾病风险预测意义不大。

218. 如何看懂疾病风险评估报告的主要内容？

在最终得到的疾病风险评估报告中，包括定量分析的近 5 年某种疾病的患病风险分数。那么结果应该怎样理解呢？

通常结果中会包括一个柱状图，标明实际风险、人群平均风险、最低风险 3 个风险值，并进行比较。

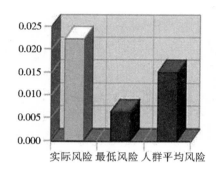

■ 实际风险：是指与被评估人目前危险因
素相同的人群在未来5年的发病风险。

■ 人群平均风险:是指与被评估人性别相
同、处于同一年龄段及相同地域的人
群平均患某种疾病的可能性。

■ 最低风险：是指通过改变生活方式或
积极治疗等，充分控制可控的危险因
素后，患某种疾病的可能性。

　　进行风险评估的目的，是通过后续的健康管理能够不断降低实际风险值，最好能低于人群平均风险水平，并不断趋向于最低风险值。

第十二章　疾病易感基因测试

219. 什么是基因？

基因（遗传因子）是具有遗传效应的 DNA 分子片段，是遗传的物质基础，是控制性状的基本遗传单位。基因通过指导蛋白质的合成来表达自己所携带的遗传信息，从而控制生物个体的性状表现。生物体的生、长、病、老、死等一切生命现象都与基因有关。人类大约有几万个基因，如果将人类基因印刷在 A4 纸上，每页 1 500 字，那么人类基因组的天书需要 213 万页，叠加起来有 170 米，然而其中有 99.9% 是相同的，只有 0.1% 的差异，而正是这 0.1% 的差异使得人与人之间生命健康状况不同。我们可以通过检测这部分疾病易感基因的差异，预测自己更容易患上哪种疾病，从而在生活中有针对性地预防，使这种基因没有机会表达。

220. 什么是基因检测？

基因检测按照检测目的来分类，可以分为诊断性基因检测、预测性基因检测、个体化用药基因检测 3 大类。是通过血液、其他体液或细胞对 DNA 进行检测的技术。疾病易感基因检测，就是取被检测者的一滴血、口腔黏膜或其他组织细胞，经提取和扩增其基因信息后，通过特定设备对被检测者细胞中的 DNA 分子等基因信息作检测，分析他所含有的各种疾病易感基因的情况，从而使人们能及时了解自己的基因信息，达到诊断疾病、预测身体患疾病的风险、指导个体用药的目的的。例如：医学和生物学研究人员将能在数秒钟内鉴定出最终会导致癌症等的突变基因。未来人们在体检时，由搭载基因芯片的诊断机器人对受检者取血，转瞬间体检结果便可以显示在计算机屏幕上。利用基因检测，医疗将从千篇一律的"大众医疗"时代，进步到依据个人遗传基因而各不相同的"定制医疗"的时代。也标志着人类对自然发展过程规律的认识提高到一个前所未有的水平，人类开始可以从科学意义上为自己的命运做主人。

目前有超过四千种疾病被认为是有遗传性的，现有技术已经可以对一千多种疾病进行易感基因检测，包括身体各部位肿瘤、自身免疫性疾病、代谢性疾病、消化系统疾病、心脑血管疾病、呼吸系统疾病、血液性疾病、精神心理疾病等。

221. 哪些人适合做基因检测？

（1）有疾病家族史的成员。

（2）有可疑的疾病先症的个体。

（3）生活习惯不良，如抽烟、喝酒、压力，或长期处于高污染环境。

（4）疾病患者想了解自己用某种药的有效性。

（5）想了解自己今后患某种疾病的倾向。

（6）健康以及亚健康人群。

222. 基因检测的意义有哪些？

（1）用于疾病的诊断

例如对结核杆菌感染的诊断，以前主要依靠痰、粪便或血液培养，整个检验流程需要在两周以上，现在采用基因诊断的方法，不仅敏感性大大提高，而且在1小时内就能得到结果。

（2）了解自身是否有家族性疾病的致病基因，预测患病风险

疾病就像是人生航程中的暗礁，而基因检测就是用最新的科技成果来探测暗礁所在。通过基因检测，人们可以了解自己的"内因"风险，做到有目的、有针对性地预防，降低疾病发生的可能性。有统计数字显示，我国每年约有180万人死于癌症，300万人死于心血管疾病，平均每分钟有4个人死于癌症，6个人死于心血管疾病。资料证实10%～15%的癌症与遗传有关，糖尿病、心脑血管疾病等多种疾病都与遗传因素有关。由于基因的缺陷，有些人天生容易患上某些疾病，只要知道了人体内疾病易感基因的情况，就可以预测出人们容易患上哪一方面的疾病。如具有癌症或多基因遗传病（如老年痴呆、高血压、糖尿病等）的人可找出致病的遗传基因，我们就能够有针对性地调整生活方式，预防或者延缓疾病的发生。所以有家族史的人是最需要做基因体检的对象，通过基因检测体检，这些高危险群可以知道自己是不是带有疾病基因，以便及早发现和及早预防，并做好饮食保健与生活习惯的调整。据报道，在美国每年有400万～500万人进行基因检测和预防性手术，致使家族性大肠癌的发病率下降了90%，家族

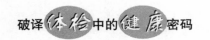

性乳腺癌的发病率降低了70%，《新格兰医学杂志》报道，对于具有乳腺癌家族史的女性来说，通过基因检测和预防性治疗能够将患病的几率降低90%以上。

（3）正确选择药物，避免药物浪费和药物不良反应

由于个体遗传基因上的差异，不同的人对外来物质（如药物）产生的反应也会有所不同，因此部分病人使用正常剂量的药物时，可能会出现药物过敏、红肿发疹的现象，或者是在服用相同药物时，有人觉得神效，有人却觉得不但无效还有毒副作用。基因检测是针对个人的基因做检测，借助一小滴测试液，医生们能预测药物对病人的功效，可诊断出药物在治疗过程中的不良反应，还能当场鉴别出病人受到了何种细菌、病毒或其他微生物的感染。医生可以根据每一个人的基因情况，制定特定的治疗方案，从而科学地指导患者使用药物的种类和剂量，进而合理用药，避免药物毒副作用，让患者走出用药盲区，用准药、用好药，把握最佳治疗时期。

（4）提供健康风险管理最好的依据

目前的很多不良环境因子，如空气、水质及农药的污染，加上不良生活习惯，像抽烟、饮酒等，都容易使体内的基因受到破坏而产生疾病。长期暴露在这些高度污染环境下或有不良生活习惯的人以及目前身体健康的民众都可以通过基因体检了解个人在不同疾病上的发生倾向，进行全面的生活调整或干预，以期降低风险、延缓疾病发生，达到基康所倡导的"个性医疗，解码健康"的目的。人类疾病的发生是基因、环境共同作用的结果，若检测出某种疾病的风险，那么可以针对性地避开不良的环境，从而让疾病不能表达，做到真正的预防疾病。

（5）指导我们的生活

避免滥用保健品和药物：红斑狼疮（女性发病率高于男性）患感人群不能滥补提升免疫力产品，乳腺癌和子宫颈癌易感人群不可滥用维生素E以及雌激素类药物，白血病易感人群不能滥用青霉素和头孢、先锋类的药物。

环境污染：白血病易感人群，应当比低风险人群更加注意甲醛（新车、新装修的房子、颜色鲜艳的衣服）、乙苯的污染。

肺癌易感人群不能抽烟。

（6）为疾病的诊断和鉴别诊断提供参考

如将肝癌高风险者诊断为脂肪肝，直肠癌高风险者诊断为痔疮，此时应该高度警惕，排除患者患高风险疾病的可能。

（7）指导体检

常规体检远远不能包括所有的疾病，而一个普通人在身体没有异常的情况下通常只要求做常规体检，但很多情况下，自己没有察觉并不等于就是健康没有出现问题，等到发觉了，可能已经是中晚期。基因检测，可以指导我们根据自己的疾病易感基因做有针对性的体检，而不是盲目地去做体检。总之，即使没有携带某种易感基因的人也不能完全免除患此种疾病的风险，他可能在此基因上产生突变，或者遗传到一个不同的、未知的易感基因。即使携带某种疾病的易感基因，也只能说明患病的风险高，但并非是绝对会患此种疾病。基因检测不能代替常规体检。

223. 做基因检测的注意事项有哪些？

（1）凡自愿接受基因体检者应在受检前填写《基因体检申请单》，并在《基因体检知情同意书》上签字。

（2）基因体检采样应在干净无污染的环境中进行。

（3）如果采样样品是口腔黏膜，采样前需用清水漱口，并检查口腔黏膜是否有溃疡等情况，以保证采集到的样本无污染。

（4）如果采样样品是静脉血，采血不需要空腹，只要正常饮食、作息即可。

224. 如何解读基因检测结果？

每个受检者将得到一份完整的个人全基因组序列数据和相关检测报告以及基因浏览器（一种通俗易懂的，展示个人全基因组序列数据的软件）。提供的检测报告通俗易懂，会根据个人的检测结果详细、系统、有针对性地提供个性化的健康常识和健康引导服务。受检者可享受检测后一对一的终身咨询与指导服务。

（1）在报告中，一般包括以下几个部分的内容

①疾病风险等级：将罹患某种疾病的可能性分级，使用图表或者其他方法使接受检查者明确自身携带哪种疾病的易感基因以及患病风险。

②疾病风险分析和健康建议：根据每种疾病的相关检测结果，提出健康风险分析和疾病预防建议。

③综合健康建议：总结各类疾病的风险，并提供需要重点关注的中高风险疾病的健康指导建议。

（2）理解基因检测报告中的术语

术语1——疾病易感性：遗传因素决定罹患某种疾病的倾向性。如果有特殊的遗传特质，如特殊基因型、染色体变化、特殊蛋白的改变等，将容易得某种疾病。当对某种疾病有易感性时，建议充分了解该疾病的发病原因、预防措施，定期进行针对性的检测监控。

术语 2——健康风险：与罹患某种疾病相关，影响健康状态的可能性。疾病的发生是人体遗传因素、生活习惯、环境因素共同作用的结果。本检测帮助识别个体遗传特点中存在的影响健康状态的隐患，分析风险因素，提出管理健康风险的预防保健建议。本报告提出的评估，并不意味着将来会罹患某种疾病。

术语 3——单基因遗传病：是指受一对等位基因控制的遗传病，有 6 600 多种，并且每年在以 10~50 种的速度递增，单基因遗传病已经对人类健康构成了较大的威胁。较常见的有红绿色盲、血友病、白化病等。

术语 4——多基因遗传病：是遗传信息通过两对以上致病基因的累积效应所致的遗传病，其遗传效应较多地受环境因素的影响。与单基因遗传病相比，多基因遗传病不是只由遗传因素决定，而是遗传因素与环境因素共同起作用。多基因遗传病一般有家族性倾向，与患者血缘关系越近，患病率越高。

第三部分

体检中常见病的防治知识

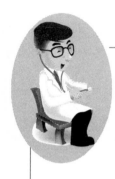

第一节 高血压病

225. 什么是高血压病？

高血压病包括两种情况，一种情况是在未使用降压药物的情况下，非同日 3 次测量血压时，收缩压 ≥ 140 mmHg 和/或舒张压 ≥ 90 mmHg。其中收缩压 ≥140 mmHg 称为单纯性收缩期高血压。另一种情况是既往有高血压史，目前正在使用降压药物，血压虽然低于 140/90 mmHg，但也诊断为高血压。

226. 高血压病如何分级？

根据血压升高水平，可将高血压分为 1 级、2 级和 3 级，还应根据危险因素，把器官损害和同时合并的其他疾病进行危险分层，分为低危、中危、高危和很高危四个层次。

血压水平分类和定义

分类	收缩压（mmHg）		舒张压（mmHg）
正常血压	<120	和	<80
正常高值	120 ~ 139	和/或	80 ~ 89
高血压	≥140	和/或	≥90
1 级高血压（轻度）	140 ~ 159	和/或	90 ~ 99
2 级高血压（中度）	160 ~ 179	和/或	100 ~ 109
3 级高血压（重度）	≥180	和/或	≥110
单纯收缩期高血压	≥140	和	<90

当收缩压和舒张压分属于不同级别时，以较高的分级为准。

227. 缓进型高血压病有哪些表现？

（1）早期表现：早期多无临床症状，偶尔体检时发现血压增高，或在精神紧张、情绪激动或劳累后感头晕、头痛、眼花、耳鸣、失眠、乏力、注意力不集中等症状。早期血压通常是暂时性升高，随病程进展血压持续升高，脏器会受累。

（2）脑部表现：头痛、头晕常见。多由于情绪激动、过度疲劳、气候变化或停用降压药而诱发。血压急骤升高时，会出现剧烈头痛、视力障碍等。

（3）心脏表现：早期心功能代偿，症状不明显；发展到后期，心功能会出现失代偿。

（4）肾脏表现：长期高血压致肾小动脉硬化。肾功能减退时，可引起夜尿、多尿、尿中含蛋白、管型及红细胞，尿浓缩功能低下，肾功能异常等改变。

（5）动脉硬化改变和眼底改变：通常会在完成相关检查时发现。

228. 恶性高血压有哪些表现？

恶性高血压可急性发病，发生在任何年龄，也可能是由缓进型高血压发展而来。具体表现为血压明显升高，舒张压多在 130 mmHg 以上，有乏力、口渴、多尿等症状。视力迅速减退，眼底有视网膜出血及渗出，常有双侧视神经乳头水肿。出现蛋白尿、血尿及肾功能不全。也可发生心力衰竭、高血压脑病等。需要紧急就医。

229. 高血压病患者的体检项目如何选择？

（1）**基本项目**

血液生化检查（血钾、空腹血糖、血清总胆固醇、甘油三酯、高密度脂蛋白胆固醇、低密度脂蛋白胆固醇和尿酸、肾功能）；全血细胞计数、血红蛋白和血细胞比容；尿液分析（尿蛋白、尿糖和尿沉渣镜检）。

（2）**心血管相关检查项目**

常规 12 导联心电图，24 小时动态血压监测（ABPM），超声心动图，颈动脉超声，餐后血糖（当空腹血糖≥6.1mmol 时测定），尿白蛋白定量（同时伴有糖尿病患者必查项目），尿蛋白定量（用于尿常规检查蛋白阳性者），眼底检查，胸片，脉搏波传导速度（PWV）以及踝臂血压指数（ABI）等。

（3）**选择性检查项目**

①对怀疑继发性高血压患者，根据需要可以分别选择以下检查项目：

血液检查项目：血浆肾素活性、血和尿醛固酮、血和尿皮质醇、血游离甲氧基肾上腺素（MN）及甲氧基去甲肾上腺素（NMN）、血和尿儿茶酚胺、肾动脉造影、肾脏和肾上腺超声、CT 或 MRI、睡眠呼吸监测等。

②对有合并症的高血压患者，应检查脑功能、心功能、肾功能。

230. 高血压的降压目标是多少？

一般高血压患者，应将血压（收缩压/舒张压）降至 140/90 mmHg 以下；65 岁及以上的老年人的收缩压应控制在 150 mmHg 以下，如能耐受还可进一步降低。伴有肾脏疾病、糖尿病或病情稳定的冠心病的高血压患者治疗更宜个体化，一般可以将血压降至 130/80 mmHg 以下。脑卒中后的高血压患者，一般应将血压降至 140/90 mmHg 以下；处于急性期的冠心病或脑卒中患者，应遵照医嘱进行血压管理。舒张压低于 60 mmHg 的冠心病患者，应在密切监测血压的情况下逐渐实现降压的目的。

231. 高血压病的生活方式预防有哪些？

●健康的生活方式，在任何时候，对任何高血压患者（包括正常高值血压），都是有效的治疗方法，可降低血压、控制其他危险因素和临床情况。

生活方式干预降低血压和心血管危险的作用肯定，所有患者都应采用，主要措施包括：

——减少钠盐摄入，增加钾盐摄入；

——控制体重；

——不吸烟；

——不过量饮酒；

——体育运动；

——减轻精神压力，保持心理平衡。

——摘自《中国高血压防治指南 2011 版》

（1）减少盐的摄入

钠盐可显著升高血压以及高血压的发病风险，而钾盐则可对抗钠盐升高血压的作用。我国各地居民的钠盐摄入量均显著高于目前世界卫生组织每日应少于 6 克的推荐，而钾盐摄入则严重不足。因此，所有高血压患者均应采取各种措施，尽可能减少钠盐的摄入量，并增加食物中钾盐的摄入量。主要措施包括：尽可能减少烹调用盐，建议使用可定量的盐勺；减少味精、酱油等含钠盐的调味品用量；少食或不食含钠盐量较高的各类加工食品，如咸菜、火腿、香肠以及各类炒货；增加蔬菜和水果的摄入量；肾功能良好者，使用含钾的烹调用盐。

（2）控制体重

超重和肥胖是导致血压升高的重要原因之一，而以腹部脂肪堆积为典型特征的中心性肥胖还会进一步增加高血压等心血管与代谢性疾病的风险，适当降低升高的体重，减少体内脂肪含量，可显著降低血压。

最有效的减重措施是同时控制能量摄入和增加体力活动。在饮食方面要遵循平衡膳食的原则，控制高热量食物（高脂肪食物、含糖饮料及酒类等）的摄入，适当控制主食（碳水化合物）用量。在运动方面，规律的、中等强度的有氧运动是控制体重的有效方法。减重的速度因人而异，通常以每周减重 0.5 千克为宜。

对于非药物措施减重效果不理想的重度肥胖患者，可以考虑在医生指导下，使用药物等方法控制体重。

（3）不吸烟

吸烟是一种不健康行为，是心血管病和癌症的主要危险因素之一。被动吸烟也会显著增加心血管疾病危险。吸烟可导致血管内皮损害，显著增加高血压患者发生动脉粥样硬化性疾病的风险。戒烟的益处十分肯定，而且任何年龄戒烟均能获益。烟草依赖是一种慢性成瘾性疾病，因此，对吸烟者来说，戒断非常困难，而且复发率也很高。故应强烈建议高血压患者戒烟，并鼓励其寻求药物辅助戒烟（使用尼古丁替代品、安非他酮缓释片和伐尼克兰等），同时对戒烟成功者应定期随访和监督，避免其复吸。

（4）限制饮酒

长期大量饮酒可导致血压升高，限制饮酒量则可显著降低高血压的发病风险。我国男性长期大量饮酒者较多，在畲族等几个少数民族女性也有饮酒的习惯。每日酒精摄入量男性不应超过 25 克；女性不应超过 15 克。不提倡高血压患者饮酒，如饮酒，则饮白酒、葡萄酒（或米酒）与啤酒的量应分别少于 50 毫升、100 毫升、300 毫升。

（5）体育运动

一般的体力活动可增加能量消耗，对健康十分有益。而定期的体育锻炼则可产生重要的治疗作用，可降低血压、改善糖代谢等。因此，建议每天进行适当的30 分钟左右的体力活动；而每周则应有 1 次以上的有氧体育锻炼，如步行、慢跑、骑车、游泳、做健美操、跳舞和非比赛性划船等。典型的体力活动计划包括三个阶段：首先进行 5～10 分钟的轻度热身活动；然后再进行 20～30 分钟的耐力活动或有氧运动；最后是放松阶段，约 5 分钟，逐渐减少用力，使心脑血管系

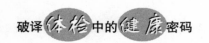

统的反应和身体产热功能逐渐稳定下来。运动的形式和运动量均应根据个人的兴趣、身体状况而定，避免运动伤害。

（6）减轻精神压力，保持心理平衡

心理或精神压力易引起心理应激反应，即人体对心理和生理因素的刺激作出的反应。长期、过量的心理反应，尤其是负性的心理反应会显著增加心血管负担。精神压力增加的主要原因包括过度的工作和生活压力以及病态心理，包括抑郁症、焦虑症、A 型性格（一种以敌意、好胜和妒忌心理及时间紧迫感为特征的性格）、社会孤立和缺乏社会支持等。应采取各种措施，预防和缓解精神压力，纠正和治疗病态心理，必要时寻求专业心理辅导或治疗。

第二节　糖尿病

232. 什么是糖尿病？

糖尿病（DM）是一种常见的内分泌代谢性疾病。其基本病理特点为胰岛素分泌绝对或相对不足，或外周组织对胰岛素不敏感，引起以糖代谢紊乱为主，包括脂肪、蛋白质代谢紊乱的一种全身性疾病。其主要特点为持续的高血糖状态、尿糖阳性和糖耐量减低。症状典型者是具有多饮、多食、多尿和体重减轻等"三多一少"的症候群。

233. 糖尿病患者有哪些表现？

糖尿病的典型表现是多饮、多食、多尿和体重减轻等"三多一少"症状。但是，有不少无症状者经常是在健康查体时根据化验指标偶然发现的。不少病者首先发现并发症，然后追溯及本病。但不论有无症状或并发症，关键在于首先考虑到本病的可能性而进行尿、血糖检查，方可确诊。糖尿病的分型：①1 型糖尿病：免疫介导、特发性；②2 型糖尿病。

234. 糖尿病患者的体检项目如何选择？

（1）体格检查
身高、体重、计算体重指数（BMI）、腰围、血压和足背动脉搏动。

（2）化验检查

空腹血糖、餐后 2 小时血糖、糖化血红蛋白、甘油三酯、总胆固醇、高密度脂蛋白胆固醇、低密度脂蛋白胆固醇、尿常规、肝功能和肾功能。

（3）特殊检查

眼底检查、心电图和神经病变相关检查。

若条件允许，应检测尿微量白蛋白和尿肌酐。

235. 糖尿病患者要达到的综合控制目标是怎样的？

糖尿病综合控制不仅仅是控制血糖，也要控制相关危险因素。临床上对于患者的治疗目的着重于严格控制代谢紊乱，纠正肥胖和高血压病，促进 β 细胞功能恢复，保证正常生长发育与妊娠过程，防治并发症，提高生活质量。

具体来说，综合控制的内容主要包括血糖、糖化血红蛋白、血压、血脂、体重指数、运动等 8 项指标：

（1）血糖

空腹：3.9 ~ 7.2 mmol/L；

非空腹：≤10.0 mmol/L；

（2）糖化血红蛋白（HbA1C）<7.0 %；

（3）血压：<130/80 mmHg；

（4）高密度脂蛋白胆固醇（HDL−C）：

男性：>1.0 mmol/L，

女性：>1.3 mmol/L；

（5）低密度脂蛋白胆固醇（LDL−C）：

未合并冠心病：<2.6 mmol/L，

合并冠心病：<2.07 mmol/L；

（6）甘油三酯（TG）：<1.7 mmol/L；

（7）体重指数（BMI）：<24 kg/m^2；

（8）主动有氧活动：≥150 分钟/周。

——摘自第四届中国慢性病管理大会（2013.4）

236. 为什么糖尿病患者要进行指标综合控制？

2 型糖尿病患者经常合并代谢综合征其他临床表现，例如高血糖的同时还有高血压、血脂异常或肥胖症等。伴随着血糖、血压、血脂等水平的增高及体重的增加，2型糖尿病并发症的发生风险、发展速度以及其危害等将显著增加。因此，以往医学研究的证据都表明，对2型糖尿病的治疗策略应该是综合性的。

237. 糖尿病综合控制的原则是什么？

降糖、降压、调脂、抗凝、控制体重、改善生活方式。

238. 糖尿病患者个体化降糖是什么含义？

2型糖尿病理想的综合控制目标视患者的年龄、合并症、并发症等不同而异。

举例说明个体化降糖：以糖化血红蛋白（HbA1c）的控制为例，一般情况下，HbA1c的控制目标应小于7%。但血糖控制目标应个体化。病程较短、预期寿命较长、没有并发症、未合并心脑血管疾病的2型糖尿病患者在不发生低血糖的情况下，应使HbA1c水平尽可能接近正常水平。而儿童、老年人、有频发低血糖倾向、预期寿命较短以及合并心血管疾病和严重的急、慢性疾病时，患者血糖控制目标宜适当放宽。但是应该避免因过度放宽控制标准而出现急性高血糖症状或与其相关的并发症。在治疗调整中，可将HbA1c≥7%作为2型糖尿病启动临床治疗或需要调整治疗方案的重要判断标准。血糖控制应根据自我血糖监测（SMBG）的结果和HbA1c水平综合判断。

239. 降糖治疗主要包括哪几个方面？

降糖治疗包括饮食控制、合理运动、血糖监测、糖尿病自我管理和应用降糖药物等综合性治疗措施。

240. 怎样从生活方式上预防糖尿病？

（1）2型糖尿病防治中三级预防概念

2型糖尿病的一级预防，是预防尚未发生糖尿病的高危个体或糖尿病前期患者发展为2型糖尿病。

2型糖尿病的二级预防，是在已诊断的2型糖尿病患者中预防2型糖尿病并发症的发生和发展。

2型糖尿病的三级预防就是减少2型糖尿病并发症的加重和降低致残率和死亡率，改善2型糖尿病患者的生活质量。

（2）强化生活方式干预，预防 2 型糖尿病

许多研究显示，给予 2 型糖尿病高危人群［糖耐量异常（IGT）、空腹血糖受损（IFG）］适当干预可显著延迟或预防 2 型糖尿病的发生。中国大庆研究和美国预防糖尿病计划（DPP）生活方式干预组推荐，应摄入脂肪含量<25% 的低脂饮食，如果体重减轻未达到标准，则进行热量限制；50% 的生活方式干预组患者体重减轻了 7%，74% 的患者可以坚持每周至少 150 分钟中等强度的运动；生活方式干预 3 年可使 IGT 进展为 2 型糖尿病的风险下降 58%。中国、日本和芬兰的大规模研究也证实了生活方式干预的有效性。在芬兰的研究中，随访 4 年生活方式干预组 2 型糖尿病的发病率为 11%，而对照组为 23%。因而应建议 IGT、IFG 患者减轻体重和增加运动，并且医生应定期随访以确保患者能坚持下来；定期进行血糖监测；同时密切关注心血管疾病危险因素（如吸烟、高血压和血脂紊乱等），并给予适当治疗。具体目标是：①使肥胖者 BMI 达到或接近 24，或体重至少减少 5%～10%；②至少减少每日总热量 400～500 千卡；③饱和脂肪酸摄入占总脂肪酸摄入的 30% 以下；④体力活动增加到 150 分/周。

241. 什么是低血糖？

对非糖尿病的患者来说，低血糖症的诊断标准为血糖水平小于 2.8 mmol/L。而接受药物治疗的糖尿病患者只要血糖水平≤3.9 mmol/L 就属低血糖范畴。

低血糖通常可分为以下三类：

（1）严重低血糖：需要旁人帮助，常有意识障碍，低血糖纠正后神经系统症状明显改善或消失。

（2）症状性低血糖：血糖≤3.9 mmol/L，且有低血糖症状。

（3）无症状性低血糖：血糖≤3.9 mmol/L，但无低血糖症状。

此外，部分患者出现低血糖症状，但没有检测血糖（称可疑症状性低血糖），也应该及时处理。

242. 低血糖的表现有哪些？

低血糖的临床表现与血糖水平以及血糖的下降速度有关，可表现为交感神经兴奋（如心悸、焦虑、出汗、饥饿感等）和中枢神经症状（如神志改变、认知障碍、抽搐和昏迷）。尤其应该注意的是，老年患者发生低血糖时常可表现为行为异常或其他不典型症状。另外，夜间低血糖常常难以发现和及时处理。有些糖尿病患者屡发低血糖后，可表现为无先兆症状的低血糖昏迷。

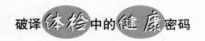

243. 糖尿病低血糖的预防应该避免哪些诱因？

（1）过量使用胰岛素或胰岛素促分泌剂。

（2）未按时进食，或进食过少：患者应定时定量进餐，如果进餐量减少应相应减少药物剂量，有可能误餐时应提前做好准备。

（3）运动量增加：运动前应增加额外的碳水化合物摄入。

（4）酒精摄入，尤其是空腹饮酒：酒精能直接导致低血糖，应避免酗酒和空腹饮酒。

第三节　高脂血症

244. 什么是高脂血症？

高脂血症是一种全身性疾病，血中总胆固醇（TC）和/或甘油三酯（TG）过高或高密度脂蛋白胆固醇（HDL-C）过低，现代医学称之为血脂异常。高脂血症包括几种常见的类型：高胆固醇血症，高甘油三酯血症，混合型高脂血症，低、高密度脂蛋白血症。

245. 高脂血症的表现有哪些？

轻度高脂血症通常没有任何不舒服的感觉，但没有症状不等于血脂不高，定期检查血脂至关重要。一般高血脂的症状多表现为：头晕、神疲乏力、失眠健忘、肢体麻木、胸闷、心悸等，还会与其他疾病的临床症状相混淆，有的患者血脂高但无症状，常常是在体检化验血液时发现高脂血症。另外，高脂血症常常伴随着体重超重与肥胖。高血脂较重时会出现头晕目眩、头痛、胸闷、气短、心慌、胸痛、乏力、口角歪斜、不能说话、肢体麻木等症状，最终会导致冠心病、脑中风等严重疾病，并出现相应临床表现。长期血脂高，脂质在血管内皮沉积所引起的动脉粥样硬化，会引起冠心病和周围动脉疾病等，表现为心绞痛、心肌梗死、脑卒中和间歇性跛行（肢体活动后疼痛）。少数高血脂还可出现角膜弓和高脂血症眼底改变。角膜弓又称老年环，若发生在40岁以下，则多伴有高脂血症，以家族性高胆固醇血症多见，但特异性不强。高脂血症眼底改变是由于富含甘油三酯的大颗粒脂蛋白沉积在眼底小动脉上引起光折射所致，常常是严重的高甘油三酯血症并伴有乳糜微粒血症的特征表现。

246. 高脂血症者的体检项目如何选择？

检查高脂血最主要的方法就是血脂四项，包括甘油三酯、总胆固醇、高密度脂蛋白胆固醇和低密度脂蛋白胆固醇。

247. 高脂血症的治疗原则是什么？

应坚持长期综合治疗，强调以控制饮食及体育锻炼为主，效果不理想才佐以药物治疗。调脂治疗最根本的目的是预防和延缓冠心病、脑中风等疾病的发生。当通过合理调整饮食结构、改变不良生活习惯、加强体育锻炼后，仍不能使血脂降至理想水平时，须用药物治疗，治疗高脂血症必须长期服药。中度血脂异常应该在专科医师指导下服药。

248. 高脂血症的生活方式预防有哪些？

（1）合理的膳食结构

高脂血症的饮食原则是"四低一高"，即低热量、低脂肪、低胆固醇、低糖、高纤维膳食。

每人每天的热量摄入应控制在 294 卡/公斤体重内，控制动物脂肪和胆固醇的摄入量也应十分严格，每人每天不宜超过 300 毫克，尽量不吃或少吃动物内脏，蛋类每天不超过一个，应提倡吃含有花生油的植物油。宜多选用奶类、鱼类、豆类、瘦肉、海产品、蔬菜、水果等。食盐的摄入，每人每天应少于 6 克。

（2）科学的生活方式

生活方式要有规律性，应适当地参加体育运动和文娱活动，不吸烟、不酗酒、避免精神紧张，并要保持良好的心态。

（3）定期体检

45 岁以上者、肥胖者、高脂血症家族史者、经常参加应酬者、精神高度紧张者，都属高发人群，建议定期检查血脂。

（4）食疗

有许多食品或天然中药材具有较好的降血脂作用。例如：山楂、丹参、泽泻、首乌、决明子、黄精、葛根、蒲黄、荷叶、银杏叶等。这些药物可以单味煎水，代茶饮用，有较好的降脂作用。

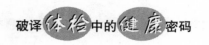

第四节 脂肪肝

249. 什么是脂肪肝?

脂肪肝是指由于各种原因引起的肝细胞内脂肪堆积过多的病变。可分为酒精性脂肪肝和非酒精性脂肪肝。非酒精性脂肪肝是代谢综合征在肝脏的表现。正常人体内脂肪占肝湿重的2%~4%。当比例大于5%,或组织学上肝实质脂肪化超过30%时,即称为脂肪肝。重者脂肪量达40%~50%。引起脂肪肝的脂类主要是甘油三酯及脂酸。

250. 脂肪肝的表现症状有哪些?

脂肪肝无特异性症状,约半数患者可无明显自觉症状,部分患者有易疲劳、食欲降低、腹胀、肝区不适或隐痛、恶心、嗳气等。体检时可见肝肿大、表面光滑、边缘圆钝、轻度触痛或叩击痛。

251. 脂肪肝患者的体检项目如何选择?

实验室检查:肝功能谷丙转氨酶(ALT)正常或升高,有高脂血症表现,甘油三酯升高,血清谷氨酰转肽酶(GGT)活性升高,蛋白电泳血浆球蛋白增高。

辅助检查:B超、CT检查、肝活检确诊等。

252. 脂肪肝的生活方式预防有哪些?

脂肪肝是不良生活方式引发的后天性疾病,是可以预防的。要从年轻时做起,从日常生活做起,养成良好的生活习惯。脂肪肝的预防记住十六字要诀:"合理膳食,控制体重,适量运动,慎用药物。"

(1)合理膳食

每日三餐膳食要调配合理,做到粗细搭配、营养平衡,足量的蛋白质能清除肝内脂肪,每天应摄入80~100克。主食不可太精太细,应适量多吃一些粗粮,如燕麦、玉米、甘薯、豆制品等。这些食物中含极丰富的亚油酸、钙、硒、卵磷脂、维生素E和较多的纤维素,可降低血清胆固醇、甘油三酯,中和体内因过多食用肉食和蛋类所产生的酸,保持人体酸碱平衡,并可将肠道内过多的脂肪、糖、毒素排出体外，起到降脂作用。保证充足的蔬菜、水果，以保证体内的维生素与食物纤维需求；水果含糖量较多，食用量要适当。

关于脂肪肝日常饮食要注意的一些细节归纳如下：

①去脂奶：牛奶煮开，去皮。

②患者少食肉食，多吃鱼和禽蛋，每天食鸡蛋黄应小于1个。

③吃豆制品，如豆腐、白豆干、豆腐丝、面筋、生麸等。

④烹调尽量少用油，只用橄榄油、葵花子油、豆油、芝麻油、菜籽油等植物油，每人每天用油量不超过25克。

⑤禁食动物油：脑髓、鱼子限量。

⑥忌食煎炸之品，多用蒸、煮、炖、汆、熬、拌等烹调法。

⑦禁用甜食、巧克力，每天食用含多糖的食品不应超过半斤。

⑧多食新鲜绿叶菜、多种颜色的蔬菜和适量海产蔬果（海带、海白菜以及1~2个水果），保证充足的微量元素和维生素。

⑨吃水果后要减少主食量，如吃大苹果1个就得减少主食0.5~1两。

⑩土豆、芋头、山药、白薯、宽粉、凉粉，宜适量少吃，必要时与主食调换限制着吃。

⑪盐的摄入量不宜多，每天少于6克。

⑫调味品可用，但不宜多用。

⑬吃各种鱼类、兔肉（比猪肉、牛肉更好）、海米、干贝等，因其富含优质的保肝蛋白质。

⑭小米、莜麦面、芝麻、仙人掌、油菜、菠菜中含去脂物质，可以经常选用。

⑮在减重过程中，病人经常饥饿难受，应尽量选食体积大、热量低的蔬菜（西红柿、黄瓜）、糠皮、木瓜、粗粮、海带等混食，烹调时不可把食物切得太细、煮得太烂，如鸡蛋做成煮鸡蛋比蛋羹、蛋汤在胃中停留时间长，可增加饱腹感。

⑯晚餐不宜过饱，睡前不加餐。

⑰每天食谱中要求荤素搭配，选食以奶、蛋、鱼、贝配蘑菇类和绿色蔬果为主。

⑱细嚼慢咽，按自己体重计算热卡进餐，吃八分饱。

（2）适量运动

每天坚持体育锻炼，可视自己体质选择适宜的运动项目，如慢跑、打乒乓球、打羽毛球等运动；要从小运动量开始，循序渐进，逐步达到适当的运动量，以加强体内脂肪的消耗。

（3）慎用药物

肝脏是人体的化工厂，药物进入体内要经过肝脏代谢解毒，所以，平时不要动则就吃药，特别是不要随便吃广告上宣传的所谓保健类的药物。对有症状的脂肪肝患者，在选用药物时更要慎重，谨防药物的毒副作用，特别对肝脏有损害的药物绝对不能用，避免进一步加重肝脏的损害。

除了以上三点，还要注意，心情开朗、不暴怒、少气恼、劳逸结合等也是相当重要的。

第五节　冠心病

253. 什么是冠心病？

冠心病是指由于脂质代谢不正常，血液中的脂质沉着在动脉内膜上，形成一些类似粥样的脂类物质斑块，称为动脉粥样硬化病变。这些斑块渐渐增多造成动脉腔狭窄，使血流受阻，导致心脏缺血，产生心绞痛等。冠心病的主要病因是冠状动脉粥样硬化，本病发生的危险因素有：年龄和性别（45 岁以上的男性，55 岁以上或者绝经后的女性）、血脂异常（血清总胆固醇含量增高、低密度脂蛋白胆固醇增高、高密度脂蛋白胆固醇减低）、高血压、糖尿病、吸烟、超重、肥胖、痛风、不运动等。

254. 冠心病可分为哪些类型？

临床分为隐匿型、心绞痛型、心肌梗死型、心力衰竭型（缺血性心肌病）、猝死型五个类型。其中最常见的是心绞痛型，最严重的是心肌梗死和猝死两种类型。

255. 心绞痛的主要表现症状有哪些？

心绞痛是一组由于急性暂时性心肌缺血、缺氧所引起的症候群，具体表现症状如下：

（1）胸部有压迫窒息感、闷胀感、剧烈的烧灼样疼痛，一般疼痛持续 1～5

分钟，偶有长达 15 分钟的，可自行缓解。

（2）疼痛常放射至左肩、左臂前内侧直至小指与无名指。

（3）疼痛在心脏负担过重（例如体力活动增加、过度的精神刺激和受寒）时出现，在休息或舌下含服硝酸甘油数分钟后即可消失。

（4）疼痛发作时，可伴有（也可不伴有）虚脱、出汗、呼吸短促、忧虑、心悸、恶心或头晕症状。心肌梗死是冠心病的危急症候，通常多以心绞痛发作频繁和加重作为基础，也有无心绞痛史而突发心肌梗塞的病例（此种情况最危险，常因没有防备而造成猝死）。

256. 心肌梗死的主要表现有哪些？

（1）突发时胸骨后或心前区剧痛，向左肩、左臂或他处放射，且疼痛持续半小时以上，经休息和含服硝酸甘油不能缓解。

（2）呼吸短促、头晕、恶心、多汗、脉搏细微。

（3）皮肤湿冷、灰白、重病病容。

（4）大约十分之一病人的唯一表现是晕厥或休克。

257. 冠心病患者的体检项目如何选择？

（1）血常规、各项生化指标、尿常规、便常规、血糖、电解质等。

（2）心电图：这是冠心病诊断中最早、最常用和最基本的诊断方法。心电图使用方便、易于普及。当患者病情变化时心电图可及时捕捉其变化情况，并能连续动态观察和进行各种负荷试验，以提高其诊断敏感性。

（3）核素心肌显像：核素心肌显像可以显示缺血区、明确缺血的部位和范围大小。结合运动试验再显像，可提高检出率。

（4）心脏冠状动脉多排 CT（冠状动脉 CTA）。

（5）冠状动脉造影：是目前冠心病诊断的"金标准"。可以明确冠状动脉有无狭窄，狭窄的部位、程度、范围等，并可据此指导进一步治疗所应采取的措施。

（6）血管内超声：血管内超声可以明确冠状动脉内的管壁形态及狭窄程度。

（7）心肌酶学检查：是急性心肌梗死的诊断和鉴别诊断的重要手段之一。临床上根据血清酶和特异性同工酶的升高等酶学改变，可明确诊断为急性心肌梗死。

（8）心血池显像：可用于观察心室壁收缩和舒张的动态影像，对于确定室壁运动及心功能有重要的参考价值。

258. 哪些危险因素存在易得冠心病？

上面的图中清楚反映出了冠心病的危险因素：

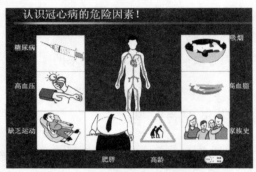

①糖尿病；②高血压；③缺乏运动；④吸烟；⑤肥胖；⑥高龄；⑦高血脂；⑧有冠心病家族史。

当某人具有以上 8 个危险因素中的一个或多个时，其发生冠心病的机率要比同年龄同性别普通人群高。因此，以上 8 点也是我们进行冠心病预防的重点内容。

259. 冠心病的生活方式预防有哪些？

一级预防（对未发生冠心病疾病的危险人群而言）

二级预防（对冠心病及时治疗和治疗后的人群而言）

三级预防（预防冠心病的恶化及并发症的发生）

预防措施无论是对已经是冠心病的患者，还是冠心病高发危险人群都十分必要。

进行冠心病一级预防的生活方式措施：

①限酒：<50 克白酒/天。

②彻底戒烟。

③稳定情绪，劳逸结合。

④定期体检血糖、血脂、血压等。

⑤合理运动：主动有氧运动每天大于30分钟，每周至少运动5天。

⑥控制体重与腰围：BMI 最好小于 24 kg/m²，腰围男性 < 90 cm，女性<85 cm。

第六节　高尿酸血症

260. 什么是高尿酸血症？

尿酸是嘌呤化合物的终末代谢产物。嘌呤代谢紊乱导致高尿酸血症。

261. 什么是痛风？

痛风是由单钠尿酸盐沉积所致的晶体相关性关节病，与嘌呤代谢紊乱和（或）高尿酸血症直接相关，主要包括急性发作性关节炎、痛风石形成、痛风石性慢性关节炎、尿酸盐肾病和尿酸性尿路结石，重者可出现关节残疾和肾功能不全。痛风常伴腹型肥胖、高脂血症、高血压、2 型糖尿病及心血管病等。

262. 什么是无症状高尿酸血症？

无症状高尿酸血症指患者仅有高尿酸血症（男性和女性血尿酸分别为 $>420 \mu mol/L$ 和 $360 \mu mol/L$）而无关节炎、痛风石、尿酸结石等临床症状。发病率在成年男性中占 5%~7%。患者不曾有过痛风关节炎发作，只是查体时，偶然发现血中尿酸值偏高。

263. 高尿酸血症与痛风的关系如何？

高尿酸血症是痛风的发病基础，但还不足以导致痛风。当尿酸盐在机体组织中沉积下来造成损害后才出现痛风。血尿酸水平越高，发生痛风的可能性越大。但要注意，急性痛风关节炎发作时血尿酸水平不一定都高。

264. 高尿酸血症与高血压的关系如何？

目前，多个流行病学研究证实，高尿酸血症是高血压发病的独立危险因素，血尿酸水平每增高 $59.5 \mu mol/L$，高血压发病相对危险就增高 25%。临床研究发现，原发性高血压患者 90% 合并高尿酸血症，而继发性高血压患者只有 30% 合并高尿酸血症，这足以说明高尿酸血症与原发性高血压具有因果关系。

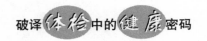

265. 高尿酸血症与糖尿病关系如何？

长期高尿酸血症可破坏胰腺 β 细胞功能而诱发糖尿病，而且有研究证实，长期高尿酸血症与糖耐量异常和糖尿病发病具有因果关系。

266. 高尿酸血症与高甘油三酯血症的关系如何？

国内外的流行病学资料一致显示，血尿酸和甘油三酯之间有相关性。关于尿酸及甘油三酯关系的一项前瞻性队列研究发现，高甘油三酯血症是高尿酸血症的独立预测因素。

267. 高尿酸血症与代谢综合征的关系如何？

代谢综合征的病理生理基础是高胰岛素血症和胰岛素抵抗。胰岛素抵抗使糖酵解过程及游离脂肪酸代谢过程中血尿酸生成增加，同时通过增加肾脏对尿酸的重吸收直接导致高尿酸血症。代谢综合征患者中 70% 同时合并高尿酸血症。

268. 高尿酸血症与冠心病的关系如何？

有研究显示，高尿酸血症是普通人群冠心病的独立危险因素。

269. 高尿酸血症会导致肾脏损害吗？

高尿酸血症与肾脏疾病关系密切。除尿酸结晶沉积导致肾小动脉和慢性间质炎症使肾损害加重以外，许多流行病学调查和动物研究显示，尿酸可直接使肾小球入球小动脉发生微血管病变，导致慢性肾脏疾病。

270. 体检中哪些检查与痛风有关？

血清尿酸盐测定；骨关节 X 线检查等。

271. 高尿酸血症的预防措施有哪些？

无症状高尿酸血症患者，预防痛风发作以非药物为主，主要包括饮食控制和戒酒，对于已发生过急性痛风性关节炎的间歇期患者，为预防痛风的再次发作，应通过饮食和药物治疗使血尿酸水平控制达标。

（1）饮食控制：低嘌呤饮食，控制蛋白摄入，多吃蔬菜、水果，多饮水，多食碱性食物，以碱化尿液。

常见食物含嘌呤情况

食物按含嘌呤量分类	食物名称
第一类：高嘌呤食物 （每100克食物含嘌呤100～1000毫克）	肝、肾、胰、心、脑、肉馅、肉汁、肉汤、鲭鱼、凤尾鱼、沙丁鱼、鱼卵、小虾、淡菜、鹅、斑鸡、石鸡、酵母
第二类：中等嘌呤食物 （每100克食物含嘌呤75～100毫克）	鱼类：鲤鱼、鳕鱼、大比目鱼、鲈鱼、梭鱼、鳗鱼及鳝鱼 肉食：熏火腿、猪肉、牛肉、牛舌、小牛肉、兔肉、鹿肉 禽类：鸭、鸽子、鹌鹑、野鸡、火鸡
第三类：低嘌呤食物 （每100克食物含嘌呤<75毫克）	鱼蟹类：青鱼、鲱鱼、鲑鱼、鲥鱼、金枪鱼、白鱼、龙虾、蟹、牡蛎 肉食：火腿、羊肉、牛肉汤、鸡、熏肉 麦麸：麦片、粗粮 蔬菜：芦笋、四季豆、青豆、豌豆、菜豆、菠菜、蘑菇、干豆类、豆腐
第四类：含嘌呤很少的食物	粮食：大米、小麦、小米、荞麦、玉米面、精白粉、富强粉、通心粉、面条、面包、馒头、苏打饼干、黄油小点心 蔬菜：白菜、卷心菜、胡萝卜、芹菜、黄瓜、茄子、甘蓝、芜青甘蓝、甘蓝菜、莴笋、刀豆、南瓜、倭瓜、西葫芦、番茄、山芋、土豆、泡菜、咸菜 水果：各种水果 乳类：鲜奶、炼乳、奶酪、酸奶、麦乳精 饮料：汽水、茶、咖啡、可可、巧克力
第五类：有利于嘌呤排出的食物	柿子、黄瓜、胡萝卜、菠菜、卷心菜、生菜、芋头、海带、柑橘类、无花果、西瓜、葡萄、葡萄干、板栗、咖啡、葡萄酒等。弱碱性食物：豆腐、豌豆、大豆、绿豆、竹笋、马铃薯、香菇、蘑菇、油菜、南瓜、芹菜、番薯、莲藕、洋葱、茄子、南瓜、萝卜、牛奶、苹果、梨、香蕉、樱桃等等

（2）控制饮酒。

（3）避免剧烈运动或损伤。

（4）控制体重。

（5）多饮水。

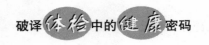

第七节　前列腺增生症

272. 什么是前列腺增生症？

前列腺增生是老年男性常见疾病，其病因是前列腺的逐渐增大对尿道及膀胱出口产生压迫作用，临床上表现为尿频、尿急、夜间尿次增加和排尿费力，并能导致泌尿系统感染、膀胱结石和血尿等并发症。前列腺增生对老年男性的生活质量会有严重影响。

273. 前列腺增生症的临床表现是什么？

前列腺增生的症状主要表现为以下两类：一类是膀胱刺激症状；另一类是因增生前列腺阻塞尿路产生的梗阻性症状。膀胱刺激症状如尿频、尿急、夜尿增多及急迫性尿失禁。尿频是前列腺增生的早期信号，尤其夜尿次数增多更有临床意义。前列腺增生较重的晚期患者，梗阻严重时可因受凉、饮酒、憋尿时间过长或感染等原因导致尿液无法排出而发生急性尿潴留。

274. 前列腺增生症的体检项目如何选择？

（1）尿液分析：前列腺增生病人的尿常规检查有时可能正常，但出现尿路感染时可见白细胞尿、血尿。

（2）尿流率检查：该检查能够计算患者尿液排出的速度。尿流率的变化能够提示患者排尿功能的整体变化。

（3）超声检查：可以了解双肾有无积水，前列腺的大小及形态，测定残余尿量等。

（4）直肠指诊：可发现前列腺增大，中间沟消失或隆起，应注意有无坚硬结节等。

275. 前列腺增生症的治疗原则是什么？

前列腺增生的治疗方式有定期观察、药物治疗、手术治疗和微创治疗等。

276. 前列腺增生症的生活方式预防有哪些？

（1）年龄

年龄是前列腺增生发病的基本条件之一，40 岁对于人的发育来说是个重要的转折点，中医古籍《素问——阴阳应象大论》中所说："年四十，而阴气自半矣，起居衰矣。"说明 40 岁以后，人的各组织器官开始走下坡路，譬如人的前列腺组织中间质成分相对比上皮组织更活跃，发生前列腺增生时，主要表现为间质增生。40 岁以上男性尤其应该注意前列腺的保护。

（2）防寒保暖

寒冷往往会使病情加重。秋末至初春，天气变化无常，患者一定要注意防寒。

（3）忌酒或限酒

饮酒可使前列腺及膀胱颈充血水肿而诱发尿潴留。

（4）少食辛辣刺激性食品

刺激性饮食既可导致性器官充血，又会使痔疮、便秘症状加重，压迫前列腺，加重排尿困难。

（5）不可憋尿

憋尿会造成膀胱过度充盈，使膀胱逼尿肌张力减弱，排尿发生困难，容易诱发急性尿潴留，因此，一定要做到有尿就排。

（6）避免久坐

经常久坐会加重痔疮等病，又易使会阴部充血，引起排尿困难，经常参加文体活动及气功锻炼等，有助于减轻症状。

（7）适量饮水

饮水过少不但会引起脱水，也会减低排尿对尿路的冲洗作用，还容易导致尿液浓缩而形成不溶石，故除了夜间适当减少饮水，以免睡后膀胱过度充盈外，白天应多饮水。

（8）慎用药物

有些药物可加重排尿困难，剂量大时可引起急性尿潴留，此类药物主要有阿托品、颠茄片及麻黄素片、异丙基肾上腺素等，近年来又发现钙阻滞剂和异搏定，能促进泌乳素分泌，并可减弱逼尿肌的收缩力，加重排尿困难，故宜慎用或最好不用此类药物。

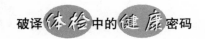

（9）及时治疗泌尿系感染

应及时、彻底治疗前列腺炎、膀胱炎与尿道结石症等。

（10）防止性生活过度

除采取上述措施外，还应防止性生活过度。据临床观察，多数患者只要能坚持自我保健措施的落实和注意及时治疗，效果会较好。

第八节 骨质疏松症

277. 什么是骨质疏松？

骨质疏松是一种以低骨量和骨组织微结构破坏为特征，导致骨质脆性增加和易于骨折的全身性骨代谢性疾病。本病常见于老年人，但在各年龄段均可发病。骨质疏松可分为原发性和继发性两类。原发性骨质疏松是指不伴引起本病的其他疾患；继发性骨质疏松则是指由于各种全身性或内分泌代谢性疾病引起的骨组织量减少。此外，按发生部位亦可分为局限性或泛发性骨质疏松。

278. 骨质疏松有何临床表现？

无并发症的骨质疏松症本身，并无疼痛等症状，也无畸形等体征。早期发现本病依靠骨密度检查。椎体 X 线平片异常迟于骨密度检查提示，但是早于症状体征的提示。患者可能在不知不觉中因椎体压缩而发生椎体骨折，也可因咳嗽、打喷嚏、轻微外伤等诱发椎体骨折。新鲜椎体骨折的数周内，出现局部疼痛，体征出现叩击痛。多个椎体压缩者，出现驼背（罗锅）、身高变矮症状。非椎体骨折时，疼痛和畸形表现更加严重。

279. 骨质疏松的体检项目如何选择？

（1）血钙、磷和碱性磷酸酶：在原发性骨质疏松症中，血清钙、磷以及碱性磷酸酶水平通常是正常的，骨折后数月碱性磷酸酶水平可增高。

（2）血甲状旁腺激素：应检查甲状旁腺功能除外继发性骨质疏松症，原发性骨质疏松症者血甲状旁腺激素水平可正常或升高。

（3）骨更新的标记物：骨质疏松症患者部分血清学生化指标可以反映骨转换（包括骨形成和骨吸收）状态，在骨的高转换状态（例如 I 型骨质疏松症）

下，这些指标可以升高，也可用于监测治疗的早期反应，但其在骨质疏松症中的临床意义仍有待于进一步研究，这些生化测量指标包括：骨特异的碱性磷酸酶（Bone‐specific alkaline phosphatase，反应骨形成），抗酒石酸酸性磷酸酶（tartrated resistant acid phosphatse，反应骨吸收），骨钙素（Osteocalcin，反应骨形成），Ⅰ型原胶原肽（Type I procollagenpeptidase，反应骨形成），尿吡啶啉（Urinary pyridinoline）和脱氧吡啶啉（Urinary deoxypyridinoline，反应骨吸收），Ⅰ型胶原的 N‐C‐末端交联肽（cross‐linked N‐and C‐telopeptide of type I collagen，反应骨吸收）。

（4）晨尿钙/肌酐比值：正常比值为 0.13±0.01，尿钙排量过多则比值增高，提示有骨吸收率增加的可能。

280. 用于检查骨密度的各种检查方法的区别是什么？

（1）对于有局部症状的患者应摄取病变部位的 X 线片。即使无脊柱症状的患者也应摄取该部位的侧位片，以免遗漏椎体骨折，X 线可以发现骨折以及其他病变，如骨关节炎、椎间盘疾病以及脊椎前移，骨质减少（低骨密度）摄片时可见骨透亮度增加，骨小梁减少及其间隙增宽，横行骨小梁消失，骨结构模糊，但通常需在骨量下降 30% 以上才能观察到，大体上可见因椎间盘膨出所致的椎体双凹变形，椎体前缘塌陷呈楔形改变，亦称压缩性骨折，常见于第 11、12 胸椎和第 1、2 腰椎。

（2）骨密度检测。骨密度检测（Bone mineral density，BMD）是骨折最好的预测指标，可测量任何部位的骨密度，可以用来评估总体的骨折发生危险度；测量特定部位的骨密度可以预测局部的骨折发生的危险性。

美国最新的国家骨质疏松症基金会（National Osteoporosis Foundation）制定的治疗指南规定，以下人群需进行骨密度的检测：65 岁以上的绝经后妇女；小于 65 岁的绝经后妇女；伴有脆性骨折的绝经后妇女；需根据 BMD 测定值来决定治疗的妇女；长期激素代替疗法的妇女；轻微创伤后出现骨折的男性；X 线显示骨质减少的人群以及存在可导致骨质疏松症的其他疾病的患者。

通过与健康成年的 BMD 比较，WHO 建议根据 BMD 值对骨质疏松症进行分级，规定正常健康成年人的 BMD 值加减 1 个标准差（SD）为正常值，较正常值降低（1～2.5）SD 为骨质减少；降低 2.5SD 以上为骨质疏松症；降低 2.5SD 以上并伴有脆性骨折为严重的骨质疏松症。

测定骨密度的方法有多种，其中定量计算机体层扫描（quantitative

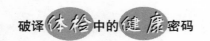

computerized tomography，QCT）测量 BMD 最为准确，单位为 g/cm³，该方法不受骨大小的影响，可用于成人和儿童，但 QCT 只能测定脊柱的 BMD，骨赘会干扰测定值，而且费用较高，同时所受射线亦不可低估。

双能 X-线吸收法（dual energy x-ray absorptiometry，DXA）接受射线较少，相对便宜，而且可重复性较 QCT 高，可用于成人及儿童，DXA 可以测定脊柱以及髋骨的 BMD，可视为测定 BMD 的标准方法，然而 DXA 存在校正值的差别，建议使用同一台机器对患者进行连续测定 BMD，影响 DXA 测定的因素有脊柱骨折，骨赘以及主动脉等脊柱外的钙化，外周 DXA 可以测定腕关节的 BMD。

跟骨的定量超声（quantitative ultra sound，US）可用于普通筛查，该方法费用低，便携且无电离辐射，但该方法不如 QCT 和 DXA 准确，因此不用来监测治疗效果。

射线测量（radiogrametry），通常用于测定手的骨皮质情况，尤其是第二掌骨，该法可用于儿童的 BMD 测定，费用最为低廉，但该法不如 DXA 精确，而且对于 BMD 变化的敏感性不大。

281. 骨质疏松的治疗原则是什么？

世界卫生组织（WHO）明确提出骨质疏松症治疗的三大原则：补钙、运动疗法、饮食调理。

282. 骨质疏松的预防措施有哪些？

有关研究得出结论，提高骨密度、防止骨疏松，一方面需补充钙质，另一方面必须在负重状态下才能使钙质有效地吸收于骨组织中。也就是说，缺钙者多参加适量的运动锻炼，使骨骼承重，才能有助于防止骨质疏松，提高补钙的效果。负重和运动对防止缺钙的确至关重要。适量地负重和运动不仅直接对骨骼有强健作用，而且运动使肌肉收缩，会不断地对骨头的生长和重建产生积极效应。骨细胞对这种机械性刺激的反应是激活、自我增生并促进骨细胞的有丝分裂，同时刺激骨组织对摄入体内的钙及其他矿物质充分吸收和利用，从而达到防止骨质疏松的目的。补钙结合适当的负重运动，是防止骨质疏松最有效的方法。中老年人可结合自身情况，参加下述一些运动锻炼，如慢跑、骑车、跳绳、登高、俯卧撑、举杠铃、网球、园艺劳动等，每周做 5 次，每次保证 30 分钟的运动时间（分两次完成也行）。即使长年卧床的老人，也应每天尽可能离床 1 小时，使骨组织承受体重的负荷，使肌肉多做收缩活动，这样对推迟骨质疏松大有好处。那些整天坐办公室的人，如果能坚持每天多走一段路，对骨骼的健康也是有益的。此外，平时应多喝牛奶、少吸烟、适量晒太阳、饮食荤素搭配，这些对预防或延缓骨质疏松也是很有帮助的。

第九节　子宫肌瘤

283. 什么是子宫肌瘤？

子宫肌瘤是女性生殖器官最常见的良性肿瘤，常见于 30～50 岁妇女，20 岁以下少见。绝大多数子宫肌瘤是良性的。育龄女性随着年龄增长，肌瘤可能逐渐增大、增多，即使子宫肌瘤手术后亦有可能复发。子宫肌瘤的恶变（即肉瘤变）率很低，但仍需警惕恶变风险。

284. 子宫肌瘤有什么临床表现？

大多数子宫肌瘤无明显症状，仅在体检时偶然发现。有无症状与肌瘤位置、大小、有无变性等有关。常见症状有如下几种：

（1）**经量增多及经期延长**

多见于大的肌壁间肌瘤及黏膜下肌瘤。肌瘤使宫腔增大，子宫内膜面积增加，并影响月经期子宫收缩止血。此外肌瘤可能使肿瘤附近的静脉受挤压，导致子宫内静脉充血与扩张，从而引起经量增多，经期延长。黏膜下肌瘤症状更为明显，如黏膜下肌瘤伴有坏死感染时，可有不规则阴道出血或血样脓性排液。长期经量增多可继发贫血，出现乏力、心悸等症状。

（2）**下腹部包块**

肌瘤较小时在腹部摸不到肿块，当肌瘤逐渐增大使子宫超过 3 个月妊娠大小时，可从腹部触及质硬的包块，清晨平卧时更加明显。巨大的黏膜下肌瘤可脱出于宫颈外甚至阴道外，患者可因外阴脱出肿物就诊。

（3）**白带增多**

肌壁间肌瘤使宫腔面积增大，内膜分泌增加，并伴有盆腔充血导致白带增多；子宫黏膜下肌瘤一旦感染，可有大量脓性白带。若肌瘤发生溃疡、坏死、出血时，可有血性或脓血性，有恶臭的阴道分泌物。

（4）压迫症状

子宫前壁的肌瘤如压迫膀胱可引起患者尿频、尿急；宫颈肌瘤可引起排尿困难、尿潴留；子宫后壁肌瘤可引起下腹坠胀不适、便秘等症状。阔韧带肌瘤或宫颈巨型肌瘤向侧方发展，嵌入盆腔内，压迫输尿管，可形成输尿管扩张、肾盂积水，甚至一侧肾无功能。

（5）其他症状

常见的有轻微下腹坠胀、腰酸背痛等，经期会加重，可引起不孕或流产。肌瘤红色变性时有急性下腹痛，伴呕吐、发热及瘤体局部压痛等；浆膜下肌瘤蒂扭转可有急性腹痛；子宫黏膜下肌瘤由宫腔向外排出时也可引起阵发性下腹痛等。

285. 子宫肌瘤应该做哪些检查？

（1）腹部 B 超和阴道超声检查。

（2）宫腔镜、腹腔镜等检查。

（3）子宫输卵管造影检查。

286. 子宫肌瘤的治疗原则是什么？

无症状的、小的子宫肌瘤一般不需要治疗，特别是未绝经期的妇女。绝经后子宫肌瘤多可逐渐萎缩甚至消失。可每 3~6 个月随访一次。子宫肌瘤增大明显者可考虑手术治疗。

287. 子宫肌瘤如何预防？

（1）避免长期高脂肪饮食

研究表明，高脂肪食物进入人体后，会促进女性雌激素的分泌和储存，而子宫肌瘤的发生与长期的雌激素水平过高导致内分泌失调相关。因此患者应当调整饮食结构，坚持低脂肪饮食，多吃五谷杂粮，多食新鲜的蔬菜、水果，避免食用高脂、辛辣的食物，以减少子宫肌瘤的发生。

（2）注意月经期保健

人工流产可能损伤子宫颈或子宫，增加女性患子宫肌瘤的风险。因此，女性应在日常生活中做好避孕措施，减少人工流产的次数，降低子宫肌瘤的发病率。经期保健有助于缓解子宫肌瘤患者月经血量过多现象，减少严重并发症的发生。

（3）定期检查，积极治疗

每年的体检中均应该包括妇科与子宫附件的彩超检查，这有利于发现早期的子宫肌瘤。确诊为子宫肌瘤后，女性更应定期复查，依据病情的发展而采取及时的治疗措施。如肌瘤增大缓慢或一直未增大，可在医生建议下半年复查一次；如肌瘤增大明显，则应尽早考虑手术治疗，以免引发严重出血或压迫症状。

第十节　乳腺增生症

288. 什么是乳腺增生症？

本病的命名学较混乱，又名小叶增生、乳腺结构不良症、纤维囊性病等。以往曾称为慢性囊性乳腺炎，实际上本病并没有炎症性改变，因此目前已经不用此类名称。本病的特点是乳腺组成成分的增生，在结构、数量及组织形态上表现出异常，故称为囊性增生病或乳腺结构不良症。

289. 乳腺增生症有哪些临床表现？

（1）乳房疼痛

常为胀痛或刺痛，可累及一侧或两侧乳房，以一侧偏重多见，疼痛严重者不可触碰，甚至影响到了日常生活及工作。疼痛可向同侧腋窝或肩背部放射；部分可表现为乳头疼痛或痒。乳房疼痛常于月经前数天出现或加重，行经后疼痛明显减轻或消失；疼痛亦可随情绪变化、劳累、天气变化而波动。这种与月经周期及情绪变化有关的疼痛是乳腺增生病临床表现的主要特点。

（2）乳房肿块

肿块可发于单侧或双侧乳房内，单个或多个，一般好发于乳房外上象限。表现为大小不一的片状、结节状、条索状等，其中以片状为多见。边界不明显，质地中等或稍硬，与周围组织无黏连，常有触痛。大部分乳房肿块也有随月经周期而变化的特点，月经前肿块增大变硬，月经来潮后肿块缩小变软。

（3）乳头溢液

少数患者可出现乳头溢液，多为自发溢液，淡黄色或淡乳白色为常见色，也有少数是经挤压乳头后可见溢液。无论是哪一种溢液，都不要忽视，应到正规医院就医；如果出现血性或咖啡色溢液更要立即就医，做进一步检查。

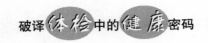

290. 乳腺增生症者体检时可以选择哪些检查项目？

乳腺 B 超检查、乳腺 X 线检查、红外线乳透检查、乳腺钼靶检查、乳腺 CT 或 MRI 检查。

291. 乳腺增生症的治疗原则是什么?

目前治疗上基本为对症治疗。部分病人发病后数月至 1～2 年后常可自行缓解，多不需治疗。乳腺增生有很多类型，生理性的乳腺增生如单纯性乳腺增生症，不需特殊处理，可自行消退。因为精神、情绪及人为因素引起的乳腺增生，通过自身的调整（如及时诊治与乳腺疾病发生相关的其他器官疾病、调节情绪、缓解精神压力、改变不健康的饮食习惯、戒烟戒酒等）也会消退或缓解。病理性的乳腺增生，需积极治疗，尤其是囊性增生类型，由于存在癌变的可能，不能掉以轻心。临床上常用的药物多数是中成药，具有活血化淤、疏肝理气、软坚散结、调补气血等作用。此外，有人采用雄激素治疗本病，但这种治疗有可能加剧人体激素间失衡，不宜在常规下应用，仅在症状严重影响正常工作和生活时，才考虑采用。

292. 乳腺增生症的预防措施有哪些?

（1）保持舒畅的心情、乐观的情绪。

（2）改变饮食结构，防止肥胖，少吃油炸食品、动物脂肪、甜食及过多进补食品，要多吃蔬菜和水果类，多吃粗粮。黑、黄豆最好，多吃核桃、黑芝麻、黑木耳、蘑菇。

（3）生活规律，劳逸结合，保持和谐的性生活。调节内分泌可以对乳腺增生的预防起到一定作用。

（4）多运动，防止肥胖，提高免疫力。

（5）禁止滥用避孕药及含雌激素美容用品或食品。

（6）避免人流，坚持哺乳，能防患于未然。

（7）自我检查和定期复查。

（8）明确诊断，根据病情制定合理的治疗方案。

（9）心理上的治疗非常重要，乳腺增生对人的危害莫过于心理的损害。很多患者因缺乏对此病的正确认识，过度紧张、忧虑、悲伤，造成神经衰弱，这会加重内分泌失调，促使增生症的加重，故应解除各种不良的心理刺激。心理承受能力差的人更应注意少生气，保持情绪稳定，这易于促进乳腺增生缓解或消退。